老いない食べかた

本物の元気をつくるポジティブエイジング

若山祥夫

GENTOSHA 幻冬舎MC

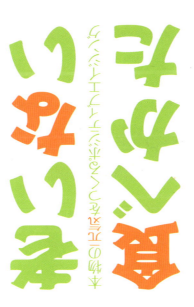

はじめに

元気を「カタチ」にしました

疲れきっている人が多いのでしょうか？　世の中を見渡すと、うつむきかげんで、いかにも元気がなさそうに歩いている人たちをたくさん目にします。

はじめは小さなものでも、疲れを放っておくと、やがては老いにつながります。老いていくことは男女とも同じですが、とくに女性は男性と違い、それはある日突然、「ガクン」とやってきます。

肌にハリがなくなっているのに気づき、がく然！　あわてて鏡を見て、ますます憂うつになってしまうなんていうこともあるでしょう。

私はそんな人たちを元気にしたい！　と若いころから思い続けてきました。そのため、体にやさしい野菜や健康食品を自らの手でつくり、老いに不安を覚える人たちに提供してきたのです。それは、体を喜ばせる「食」が、必ず人々に元気をもたらすと確信したから。

私はこの本を書くにあたり、食を通して元気を「カタチ」にする方法を、たくさんの人にお伝えしたいと考えています。30代から始まる心と体の老いのメカニズムや、食べものや健康食品を活用して、老いとうまくつきあう方法をご紹介していきます。

ふだん、何気なく口にしている食べものや健康食品……。食すことによって、元気が「カタチ」としてあらわれていますか？　どうせなら、体が喜ぶ食材を選び、おおいに飲み、かつ食べることを楽しみ、これからの人生をエンジョイしましょう。

若山祥夫

老いはある日突然やってくる

「ガクン」というのは、老いです。毎年、年齢はひとつずつ重ねられていきますが、老いはある日突然やってくるかのように感じるときがあるでしょう。それが「ガクン」なのです。

「目元のシミやしわが目立ってきた」「肌の乾燥がひどい」「いつもの保湿パックじゃ間に合わない」「下腹がタプタプ」「ひざの関節が痛い」「白髪がふえた」「手足がむくむ」など。また、物忘れがひどくなったなどの自覚症状、慢性病を抱えているなどの病状も、「ガクン」のあらわれです。

年齢による老化は個人差がありますが、ストレスは老化を一気にスピードアップさせます。フランス革命のとき、牢に入れられた王妃マリー・アントワネットの髪が一夜にしてまっ白になってしまったという有名な話もあります。

アメリカの精神科医・ホルムス博士は、ストレスを係数にしてあらわしています。それを「ガクン」に置き直してみますと――。転職は39ガクン、

老化を加速させるガクン要素

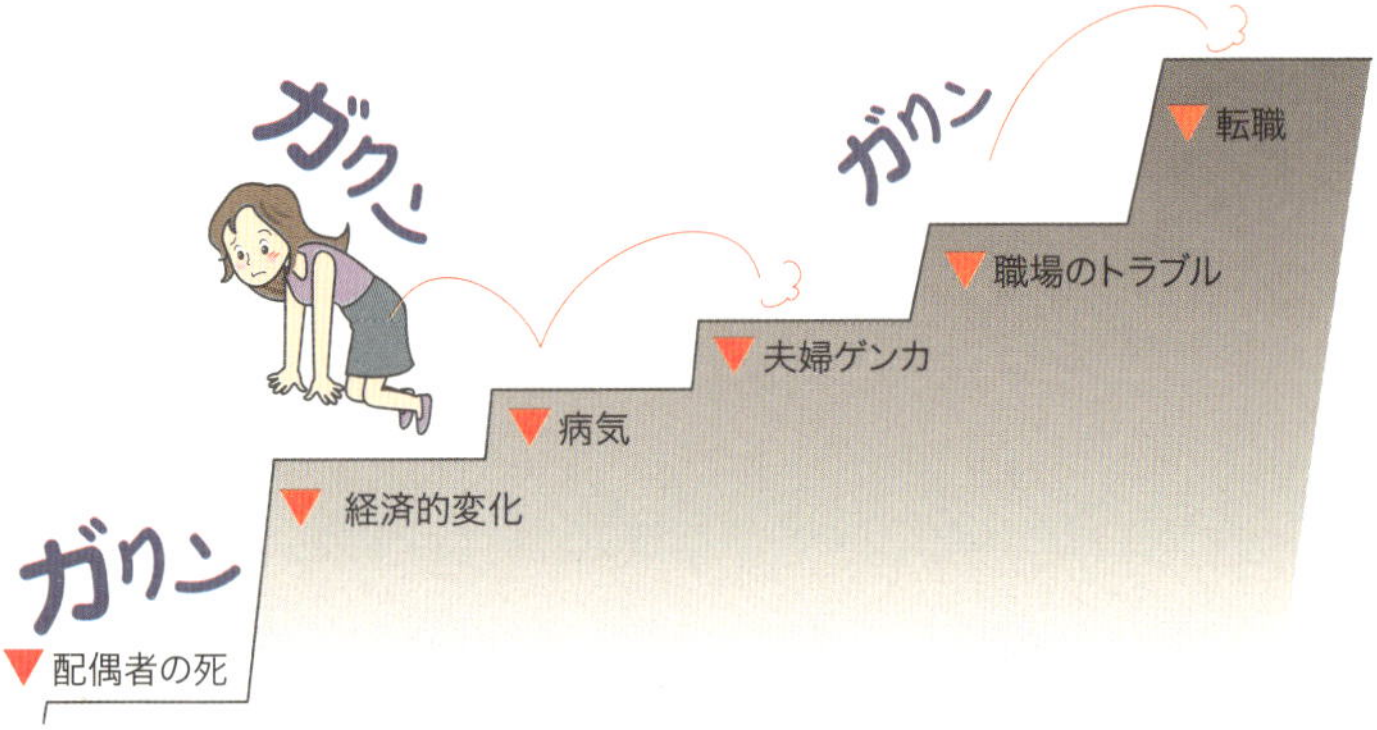

職場でのトラブルは23ガクン、失業は47ガクン、子どもの独立は29ガクン、夫婦ゲンカは35ガクン、病気やケガは53ガクン、経済的変化は38ガクン、借金は31ガクン、引っ越しは20ガクン、夫婦の別居は65ガクン、離婚は73ガクン、親しい家族の死は63ガクン、配偶者の死は100ガクンとなります。

こうした「ガクン」を「そんな年齢になったのだから仕方ない」とあきらめてしまうと、「ガクン」を確実にスピードアップさせてしまいます。健康的に美しく年を重ねたいとは万人の願いです。これからゆっくり年を重ねられるよう、生活習慣の見直しから始めてはいかがでしょうか。

とくに「食」は、自分の体の材料となるべきものです。今の自分に足りないものを補って、本来の健康を取り戻しましょう。何歳からだって遅くはないのです。

30代のガクンは「肌」にくる

「ほうれい線ができている!」「こんなところにシミが……」——こんなふうに、朝起きて鏡に向かったとき、「えっ」と思うことが多くなってくるはず。20代のときは、スッピンでも肌に輝きがあったのに、どことなくくすんできたことにがく然とするでしょう。

25歳をすぎて30代にさしかかるあたりから、肌は確実に老化スピードを早めています。水分（うるおい）が減少してハリや弾力が落ち、たるみやしわもできやすくなります。早い人は40代に突入したような二重あごの持ち主になってしまうかもしれません。ストレスによってもシミや白髪・抜け毛はできるので、20代のときのような無理や、夜更かしはしないことです。「ガクンときたかな?」と実感したら、肌や髪の毛の手入れをより丁寧にしてあげましょう。

ことにガクンを感じるのは、冬。湿度が低いので、カサカサ肌をそのままにしておくとしわのもと。早めに手入れをしましょう。

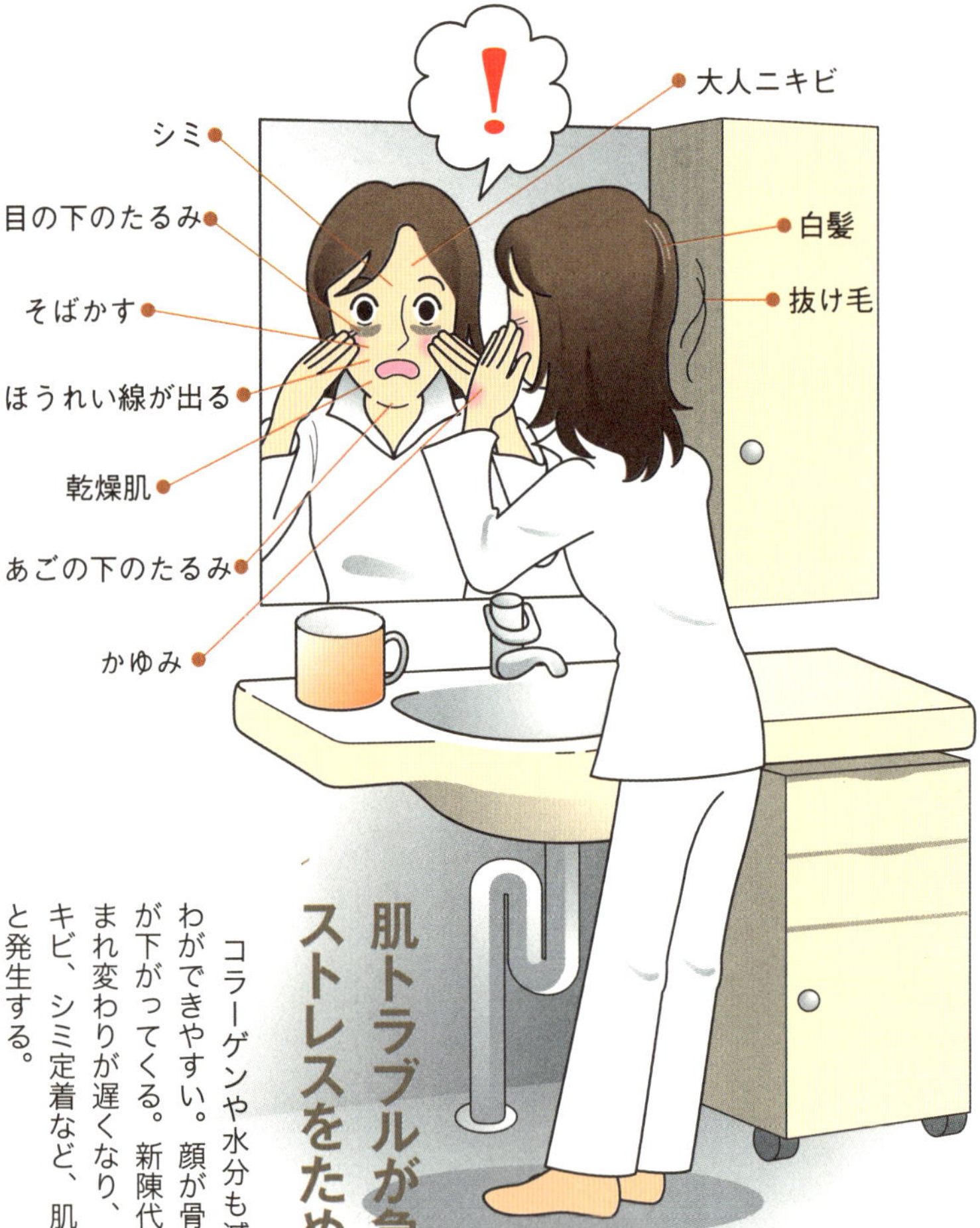

肌トラブルが急増。ストレスをためないで！

コラーゲンや水分も減り、たるみやしわができやすい。顔が骨っぽくなる。目尻が下がってくる。新陳代謝が衰えて肌の生まれ変わりが遅くなり、カサつき、大人ニキビ、シミ定着など、肌のトラブルが次々と発生する。

40代のガクンは「腸」にくる

30代までの体力や気力がゆっくりと下降しはじめ、これまでの生活習慣のツケが体に回ってくるとき。揚げものを食べると胸やけがしたり、便秘や下痢もおこりがち。更年期を迎えるホルモンの変調に、自律神経がついていけないのです。「どうも胃が重たい」「なんだかおなかがスッキリしない」と思う日も増えるでしょう。運動不足、お酒の飲みすぎ・タバコを喫いすぎの人はとくに腸のガクンに注意！

「腸が丈夫な人は長生きする」といわれるほど、腸は大切な臓器。「第2の脳」ともいわれ、細やかな神経網を働かせて、いのちを守っています。女性が実年齢以上に腸をガクンとさせてしまうのは、生活リズムの乱れ、食生活の乱れ、便秘薬の使いすぎも一因です。

また、クシャミをしたとたんの尿もれは初めてのときはショックでしょうが、40代女性の3人に1人が経験するようです。閉経もこのころからで、体がほてるなど更年期の症状も出てきます。

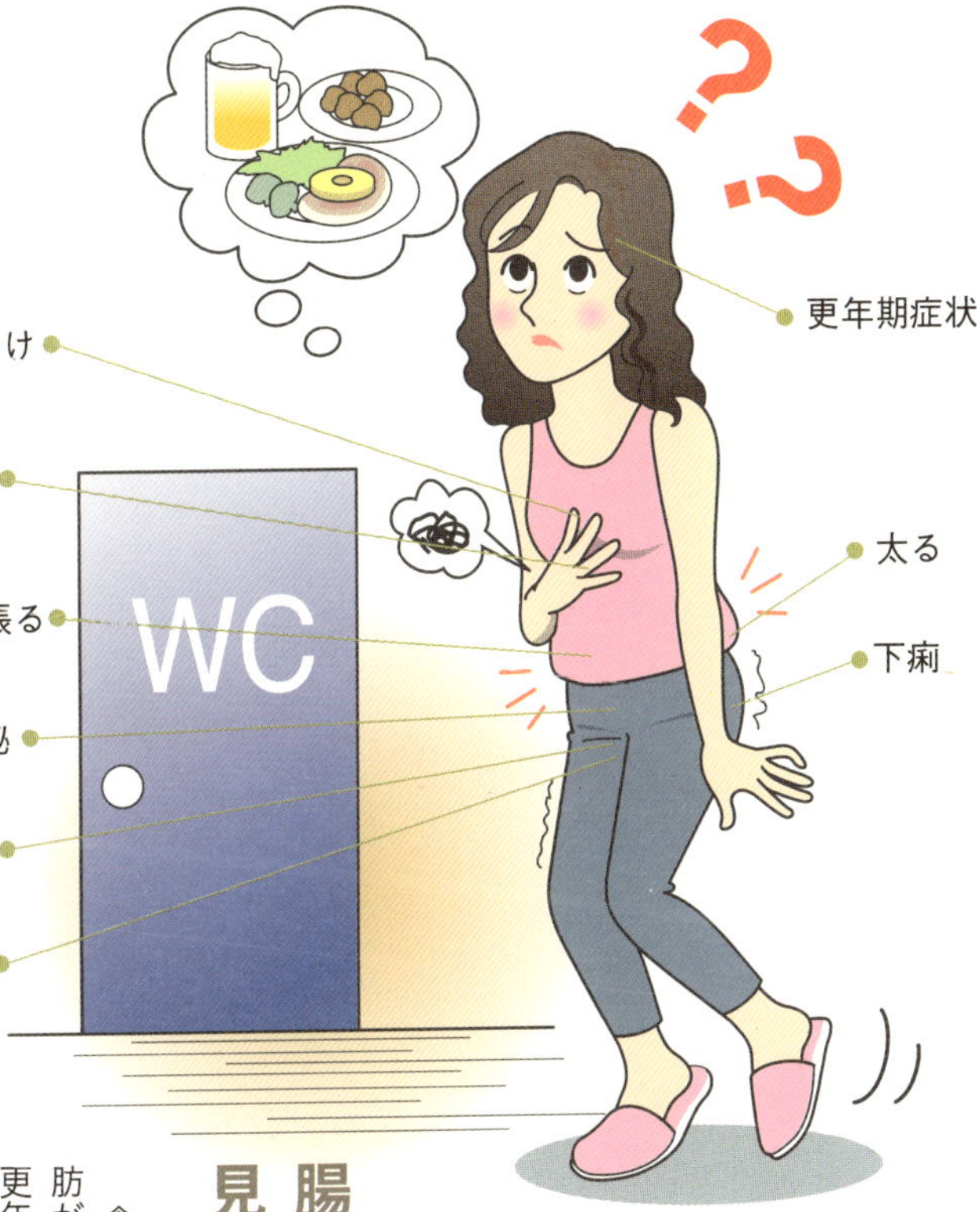
更年期症状
胸やけ
胃もたれ
太る
おなかが張る
WC
下痢
便秘
尿もれ
頻尿

腸はいのちのもと
見えない汚れに注意！

食べすぎや運動不足で、内臓に脂肪がたまり、胃腸がスッキリしない。更年期のホルモン変調により、下痢や便秘ぎみになる。食物繊維や消化酵素不足が慢性的便秘をおこす。骨盤底を支える筋力がおち、尿もれや頻尿も。

50代のガクンは「目」にくる

「このごろ、新聞の字が読みにくくなって、ちょっと首をそらしてしまう」「暗いところから明るいところへ出ると、クラクラしてものが見えにくくなった」――あなたはもうとっくに老眼です！

老眼とは、レンズの役割をしている目の水晶体の弾力性がなくなって、ピント調節がうまくできなくなること。「年寄りくさく見られるのはイヤ」と老眼鏡をかけないでいると、水晶体に負担がかかって、頭痛や吐き気のもととなり、さらに老化が進んでしまいます。そして、更年期症状に引き続きます。

耳にも歯にもガクンがやってきます。耳が少し遠くなってきて、噛む力も弱くなり、「初老」を感じることでしょう。歯は若いころからのデンタルケアが左右するので、日頃から歯みがきをしっかりと。

また、手足のしびれやむくみもおこりがち。血行をよくする運動や食生活を心がけましょう！

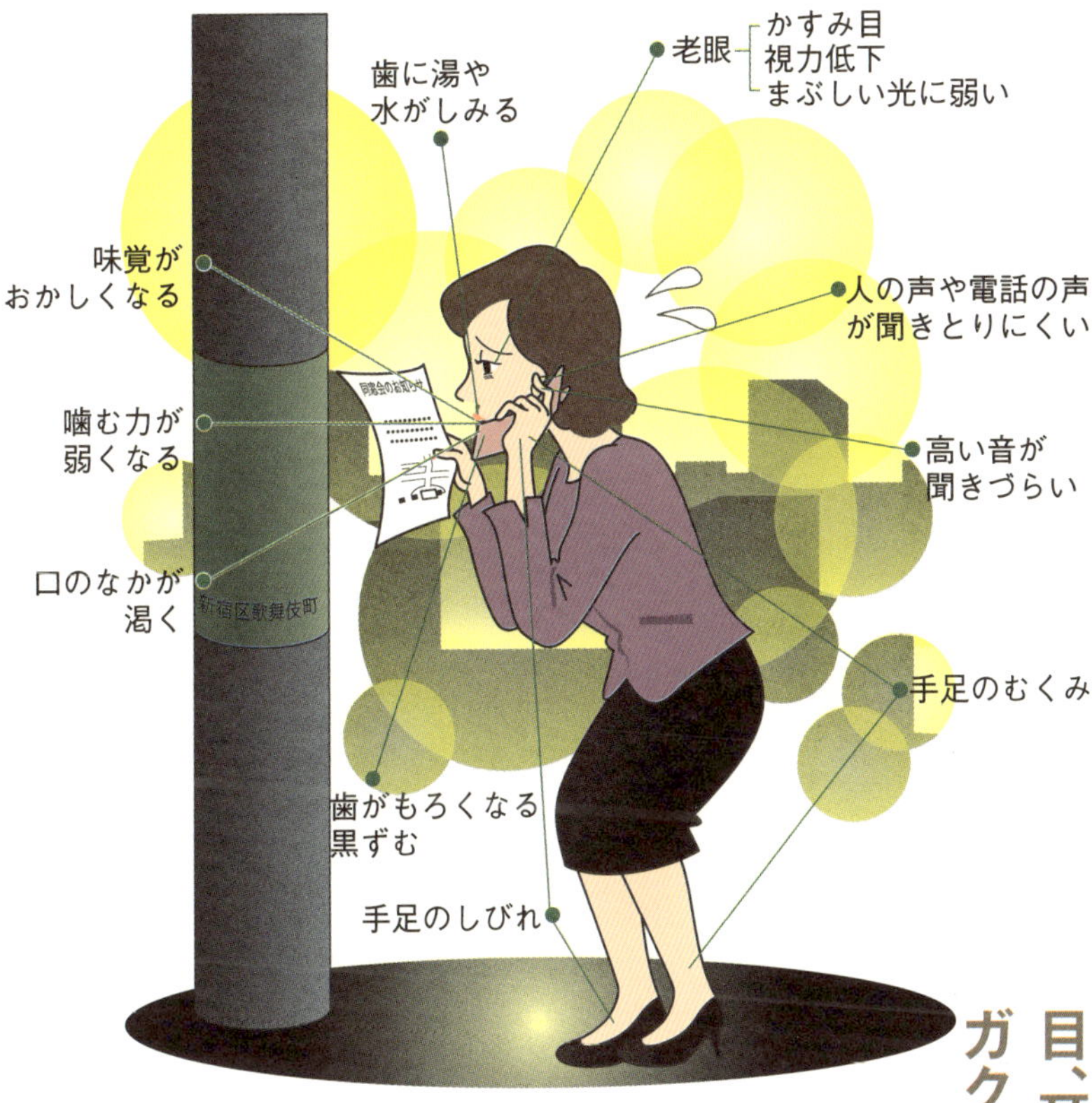
老眼
かすみ目
視力低下
まぶしい光に弱い
歯に湯や
水がしみる
味覚が
おかしくなる
人の声や電話の声
が聞きとりにくい
噛む力が
弱くなる
高い音が
聞きづらい
口のなかが
渇く
新宿区歌舞伎町
手足のむくみ
歯がもろくなる
黒ずむ
手足のしびれ

目、耳、歯と順番にくるガクンを早めに撃退！

小さな字が読みにくく、かすんで見える。目の筋肉が衰えて視力調整がしにくく、まぶしい光や夜間運転が苦手に。耳が遠くなる。歯が弱くなる。末梢神経が細くなって、手足のしびれも。血行不良でむくみも出やすい。

60代のガクンは「骨」にくる

「背中が痛い」「ひざが痛い」「腰が痛い」「駅の階段を上るのがつらくなってきた」……。60代が3人集まれば、こんな愚痴のこぼしあいになることも多いでしょう。

骨のガクンがハッキリと日常生活に支障をきたし始める年代です。若いときからカルシウムをちゃんと摂っていたか、足腰をちゃんと鍛えてきたかどうかで個人差もハッキリ出てきます。

また、骨の新陳代謝には女性ホルモンが関わっているため、閉経後、女性はとくに骨がもろくなってしまうのです。太っている人はひざや腰への負担も大きくなるので、体重管理をしっかりすることも必要です。

また、骨がスカスカになる骨粗鬆症にならないためには、カルシウムだけでなく、ビタミンDの摂取や運動もたいせつ。背中の曲がったおばあちゃんにならないためにも、いつまでも自分の足で元気に歩き回るためにも、関節を支える筋肉を鍛えておきましょう！

足からのガクンに備え 歩くことを習慣にしよう

骨がもろく、骨折しやすい。軟骨がすりへってくるので、立ったり座ったりするときに、ひざが痛い。歩くとひざやかかとが痛くなる。背中や腰が痛い。骨粗鬆症、ぎっくり腰、椎間板ヘルニアなどを発症しやすくなる。

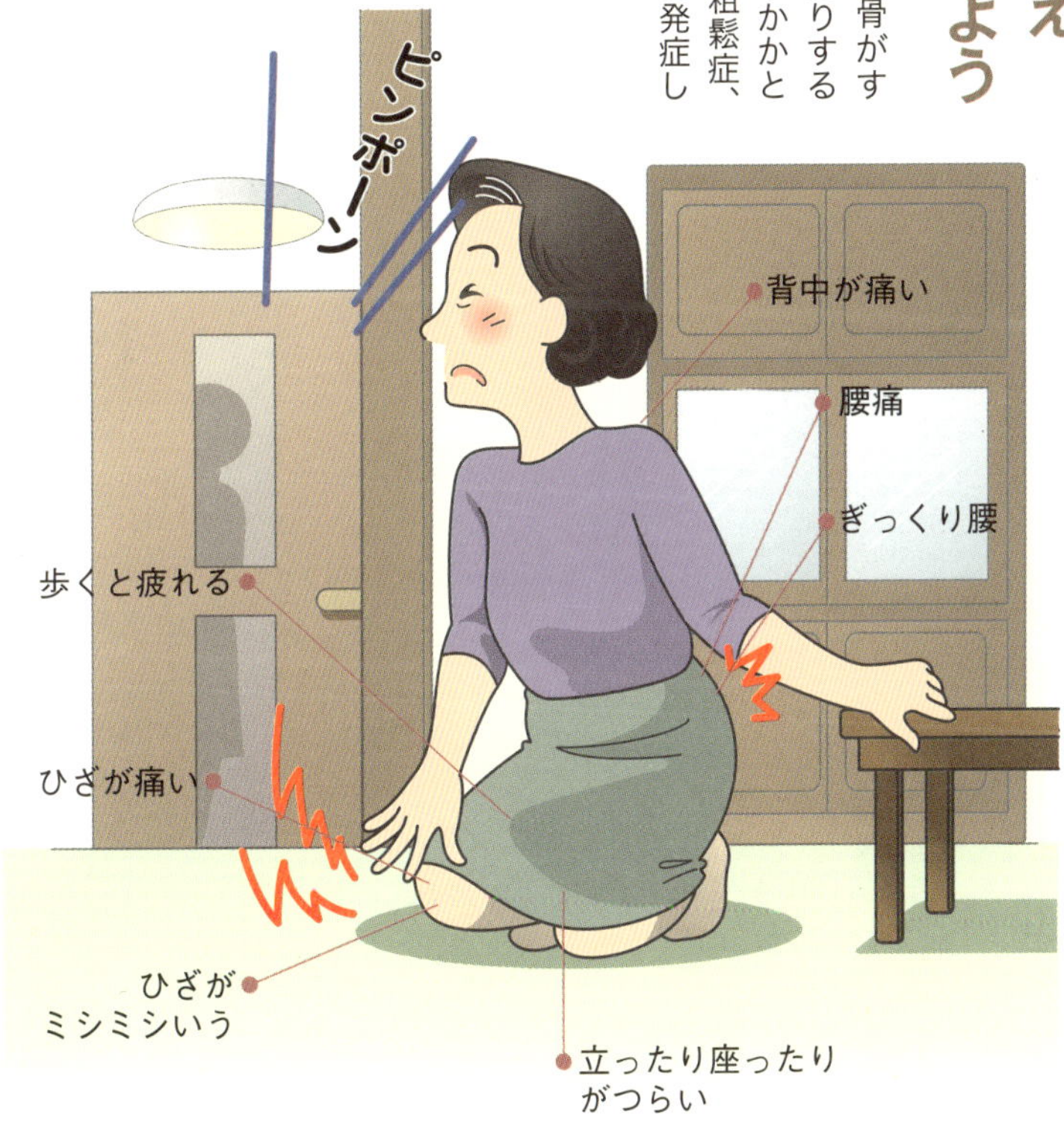
ピンポーン
背中が痛い
腰痛
ぎっくり腰
歩くと疲れる
ひざが痛い
ひざが
ミシミシいう
立ったり座ったり
がつらい

70代のガクンは「脳」にくる

「えーっと、あの人の名前なんだったっけ？」「アレ知らない？　アレよ、アレ」こんな会話がぐんと増えてくるのが70代です。

50～60代のときの物忘れは「そういえば、ここに置いたんだっけ」と思い出せることが多いけれど、70代になると「こんなところに置いた記憶なんてない」状態になってきます。一番大切な器官である脳にまで、ガクンがきてしまったのです。もっとも脳の老化は、50代くらいからスピードが早まっているのですが。

高齢期の「認知症」や「うつ」も、脳の老化によっておこるとされています。老化はやむなしでも、日頃のトレーニングによって、脳をあまりさびつかせないようにすることはできるのです。人との会話を楽しみ、好奇心を幾つになっても失わず、まめに体を動かしている人は、70代になっても80代なってもフレキシブルな脳の持ち主であることが多いですね。そんな70代をめざしましょう！

人との会話を楽しみ脳をイキイキと

もの忘れが激しくなる。簡単な単語がなかなか出てこない。スラスラとしゃべれない。ものが覚えにくい。根気がなくなる。うつっぽくなる。イライラする。不安を感じる。表情が乏しくなる。ひがみっぽくなる。

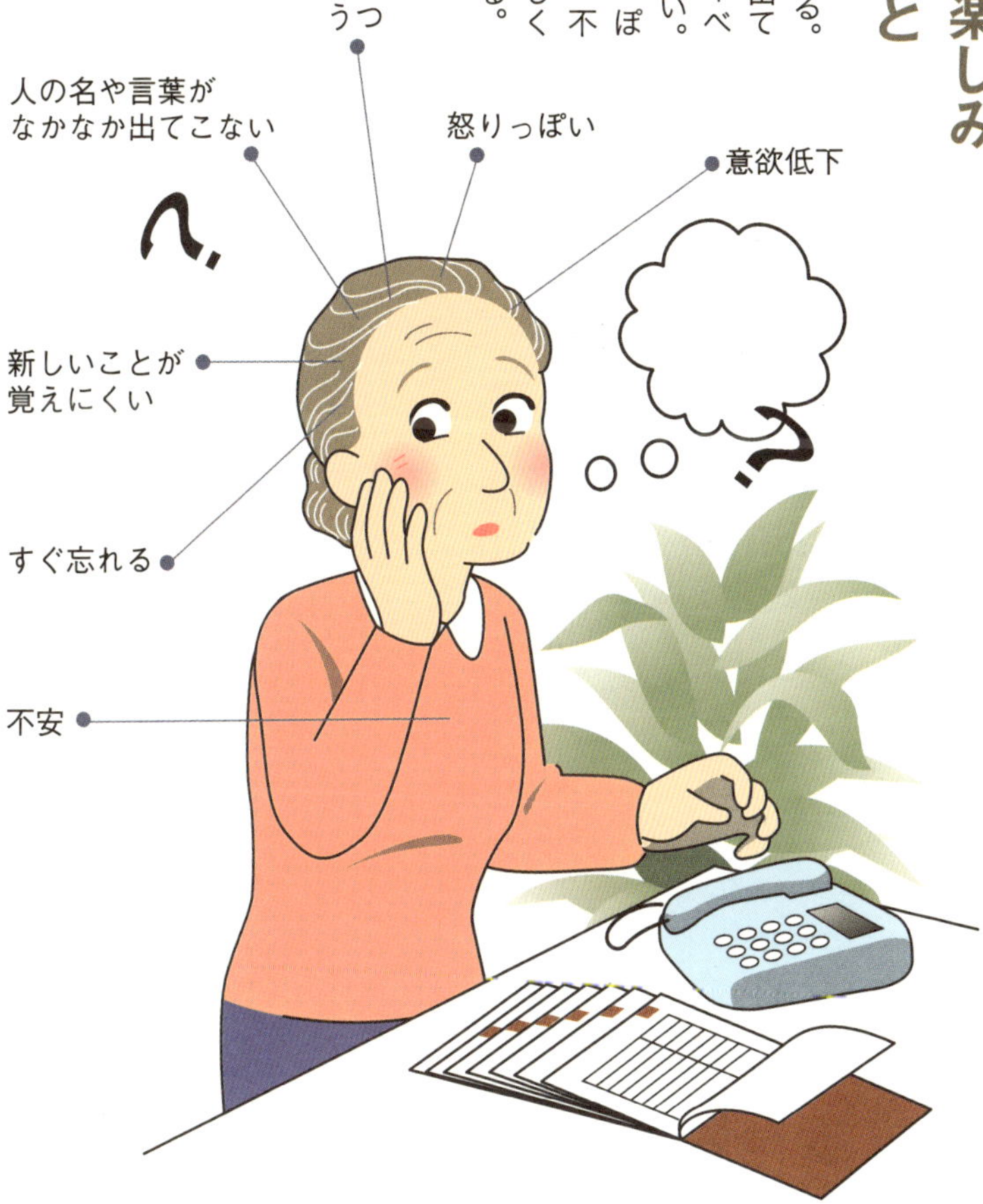
うつ
人の名や言葉がなかなか出てこない
怒りっぽい
意欲低下
新しいことが覚えにくい
すぐ忘れる
不安

ガクンを感じる原因となるものは何でしょうワースト5

各年代を通して、ガクンを感じる原因となるものは何でしょう。ワースト5をあげてみました。

1●**乱れた食生活**●
食べすぎ、栄養の偏り、不規則な食事、無理なダイエット

2●**ストレス**●
家族や友人の死、仕事上のトラブル、家庭不和

3●**運動不足・過多**●
運動不足、または激しすぎる運動

4●**飲酒・喫煙**●
日常的な過度の飲酒・喫煙の習慣

5●**紫外線**●
紫外線は皮膚に有害。シミ、しわ、たるみの原因に

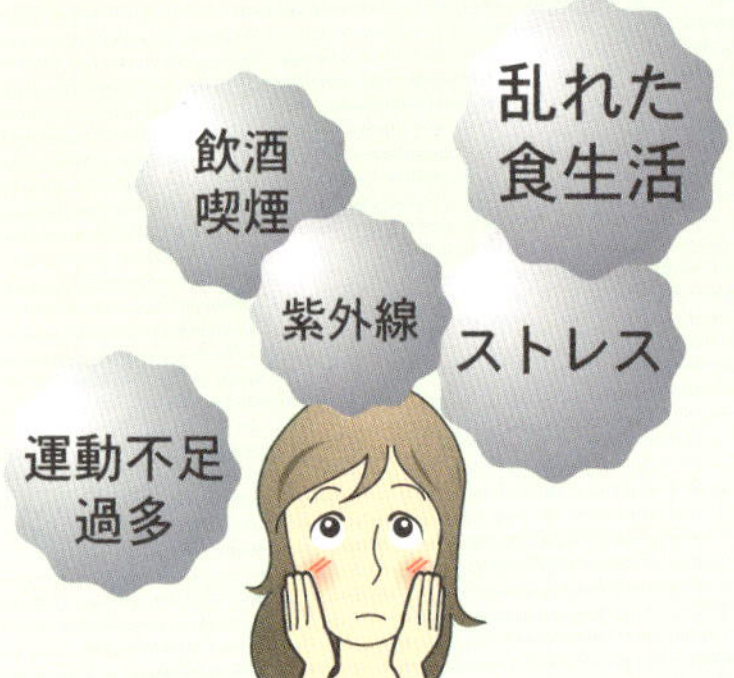
乱れた
食生活
飲酒
喫煙
紫外線
ストレス
運動不足
過多

老化度チェック

左の□をチェックしてみましょう。1つでも☑があれば、それがあなたのガクンです。YESが多い人ほど、ガクンは進んでいます！

- □便秘しやすい
- □手足が冷えたり、しびれたりする
- □白髪や抜け毛が多くなった
- □食事量は以前と同じなのに、体重が増えてきた
- □足がだるい
- □新聞や本の字が読みにくくなった
- □外出したり、人と会うのが何だかおっくう
- □疲れがいつまでもとれない
- □シミ、しわ、たるみが目立ってきた
- □人の名前をすぐ忘れてしまう
- □ひざや指の関節などが痛い
- □トイレに行く回数がふえた
- □くしゃみをしたり、重いものを持ったときに尿もれをする
- □集中力がなくなってきた
- □何となくやる気が出ない
- □急に怒りっぽくなったり、不安にかられることがある

CONTENTS

目次

『老いない食べかた　―本物の元気をつくるポジティブエイジング―』

第1章　そもそも「ガクン」って何？

第2章 健康食品を上手に取り入れよう

第3章 食べて「ガクン」を追い出そう

第4章 免疫力を高める生活を送ろう

第1章

そもそも「ガクン」って何？

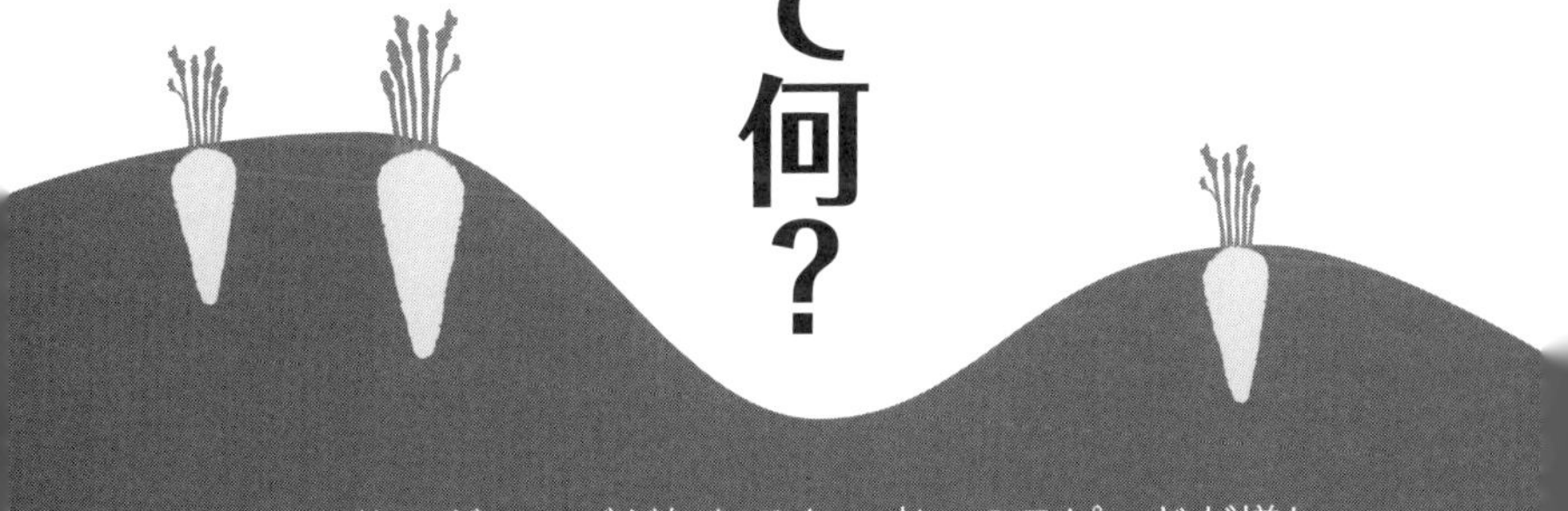

心や体にダメージが加わると、老いのスピードが増してしまいます。けれども怖がらずに敵の正体を明かしてみれば、対処法も必ず見つかるはずです。

毎日の生活で突然の「ガクン」を防ぐには

大きなガクンも小さなガクンも生活改善で撃退！

日々の生理的老化は生きている証しです。白髪がいつのまにかあるのも、シミが目立ってきたのも、疲れやすくなってきたのも……。そうしたガクンは、食生活を含む生活習慣に気を配ることで防ぐことができるということは、何度も伝えたいことです。

「生活習慣病」という言葉をご存じですね？　体に負担がかかるような食事やストレス、体調不良が習慣化することによって、引き起こされる病気の総称です。以前は「成人病」といっていましたが、「大人だからなる病気」ではなく、子どもでもなることがある病気ということで、こう呼ばれるようになりました。

糖尿病、脳卒中、心臓病、高脂血症、高血圧、肥満などがこれにあたります。

最近よく話題になっている「メタボリックシンドローム」。これは病気の予備軍です。内臓に脂肪がつきすぎることが原因で、糖尿病や高血圧、高脂血症などいくつかの危険因子が重なっている状態をいいますが、ひとつの因子だけでも動脈硬化を招くのですから、リスクはかなり高いのです。

このような状態を放っておくと、大きなガクンが突然やってきます。その前に小さなガクンを撃退するために、次の６つの生活習慣を心がけてください。

①正しい食生活を心がける
②適度な運動（散歩や軽いジョギングなど）を毎日つづける
③タバコをやめる
④夜ふかしをやめる
⑤ストレスをためない
⑥十分な睡眠をとる

たとえハードでストレスの多い仕事をしているとしても、まずはガクンを小さくしていく姿勢が重要なのです。

元気がなくなると「ガクン」がくる

―心にゆったりスペースを持つことから始めよう

ストレスや精神的なダメージ、体の不調、心配ごとがあると、元気がなくなってしまいますよね。そういうとき、ガクンは待っていましたとばかりにやってきます。

たとえば、更年期。更年期を迎えた女性の体は、ホルモンが減少して自律神経系の機能も乱れ、イライラやのぼせ、疲れやだるさといった自律神経失調症を引き起こします。そのつらさがご家族に理解してもらえずに「うつ」状態にまでなってしまう人もいるのです。

更年期というのは、ちょうど子離れの時期とも重なり、閉経で〝もう女性ではなくなってしまった……〟という思いこみも混じって、〝若くない〟自分を思い知らされる年代でもあります。

また、多くの場合「老いる」ことへの精神的な不安、多大なストレスが最後のひと押しとなって生じるのが更年期障害なので、女性のみならず、男性にだってあるのです。重い症状として出る人もいれば、短期間で軽い症状の人もいます。まごつくのは当たり前。ひとりであれこれ思い悩まないで、家族には「このごろ、体の変わりめなの。無理はせずにゆったりと過ごすから、協力してね」と伝えて、リラックスして過ごしましょう。

少々のガクンは仕方ない、くらいの前向きな考え方と、体が喜ぶ「食」を心がければ、そのうちガクンも逃げていくのです。

また、逃れられない過度のストレスもガクンを引き寄せます。加速したガクンを、心がけによってはねのけた人の話をしましょう。


66歳のDさんは、10年ほど前にご主人を亡くされました。配偶者を失う悲しみは、とても大きなガクンに直結します。生きていくハリを失い、8年前に、待ち焦がれていた初孫が生まれたときも、気持ちが晴れることはありませんでした。当時、孫を抱いて写真に写っているDさんの全身像といったら……。表情に生気はなく、目はうつろで、10年も年をとったかのように見えるのです。

5年前、Dさんは、こんな言葉をふと耳にしました。「人はみな、限られた時間を生きている。どうせ生きていくなら、クヨクヨした一日を過ごすより、日々生きていくなかで、気持ちを前向きに持とう。そうすれば、口にするものもおいしく思えるだろう。気持ちが明るくなれば、楽しく暮らせるだろう。せっかく生きているのだから……」――そんな言葉でした。

その日からDさんの生き方は変わりました。

まず、手はじめは食事です。「おいしい！」と感謝できるよう食べ、クヨクヨした後ろ向きの気持ちも捨てました。気持ちの方向をできる限り前向きに切り換えてみたのです。

すると、どうでしょう。周りから「明るくなったね」「若返ったね」といわれるようになったのです。ガクンをはねかえしたのです！

人から「若い」とほめられると、それがまたうれしくて励みになり、生きることの喜びを実感していったのでした。食事もおいしく楽しいそうです。

このように、ガクンは人の心と体のすきを狙ってやってきます。無理せず、ゆったりとした心の余裕を持つことが解決策になるのです。また、それによって日々「食べる」という行為を楽しめるようになり、生きるためのベースをつくり出すことができるのです。

雨が降ると「ガクン」がくる

天気予報を活用して、事前にガクン対策を

自然界のエネルギーというものも、私たちの心や体にさまざまな影響を与えます。低気圧が近づいてくるとますます血圧が下がる人もいますし、梅雨どきはいつも調子が悪いという人もいます。「低気圧」という言葉がそのまま機嫌の悪い人を指すように、雨や風によって気持ちが落ち込む人も多いようです。台風が近づいてくるとぜんそくがひどくなる人もいますし、雨の日の頭痛持ちの人もいます。このように、気象の変化によってガクンがやってくることは、古代ギリシアの気象学でも明らかになっており、最近では医療の分野でも幅広く応用されています。

また、関節にガクンのある人は、気圧が下がると痛みが増すらしい、ということはアメリカの整形外科医が発表しています。気圧の低下のみならず、湿度の上昇も関係があるようです。「雨が降ると、古傷が痛む」というのも納得できますね。

この事実を逆手にとり、天気予報を活用すれば、ガクンを軽減できると

いうことになります。

低気圧が近づいてきているときは、低血圧の人は注意。無理せずゆったりと過ごしましょう。台風の前には、ぜんそくの人は、手足やのどまわりを冷やさないようにして、睡眠・休息も十分にとっておきましょう。雨の日の関節痛や頭痛も、「雨がやんだら、この痛みはなくなる」と思えば、気持ちがラクになることでしょう。簡単な体操やガムを噛んでリラックスすることも、ときには効果的ですので、試してみてください。

何にせよ、悪天候はずっと続くわけではなく、必ず晴れの日がやってくるのだから。

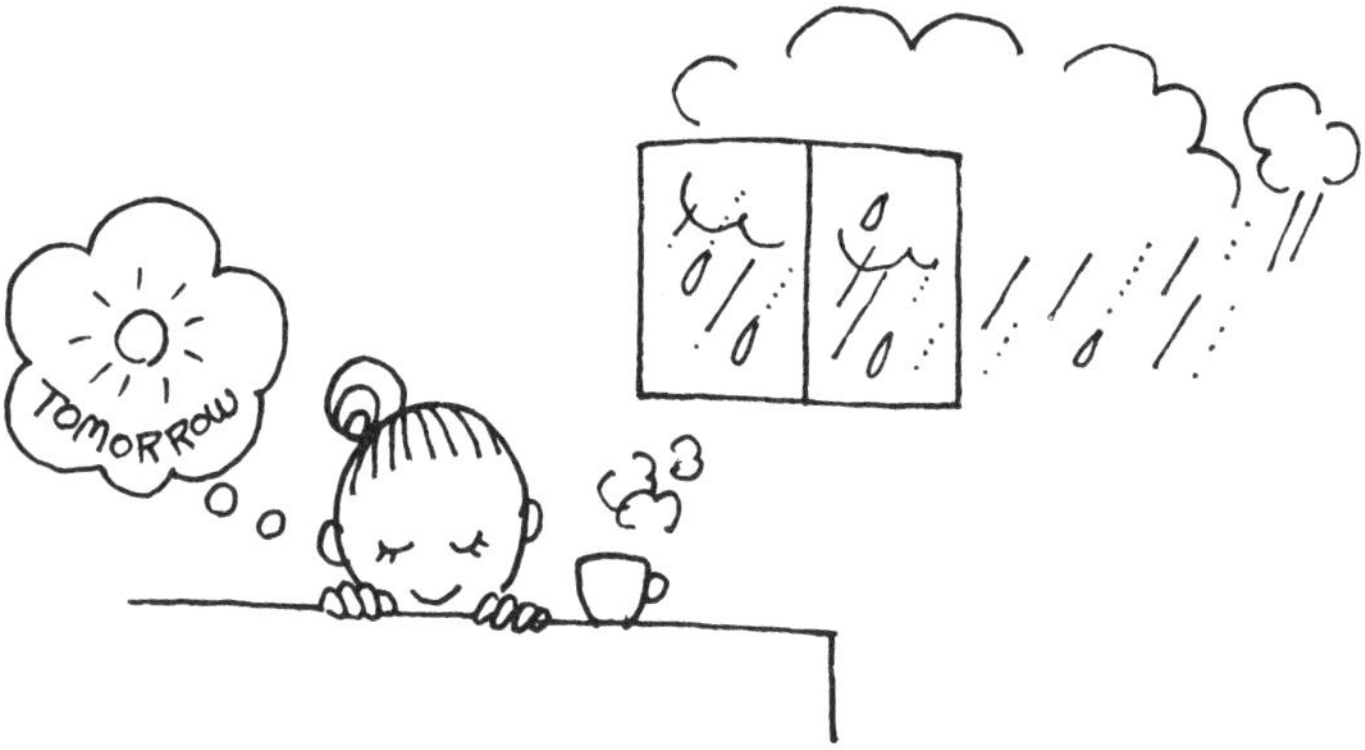

「ガクン」とともに太りやすくなる

――中高年女性の太りすぎは、ガクン＋気のゆるみから

「母親みたいな体型にはゼッタイなりたくない」

幼な心にそう思っていても、いつしか同じような体型にということはよくあります。

なぜ、女性は年齢とともに太りがちになるのでしょう？

更年期や女性ホルモンの減少も体重増加の原因ですが、そうとばかりはいえません。中高年女性の肥満の原因を占めているのが、食べすぎと運動不足、つまり、気のゆるみによるものとされています。

そしてもうひとつ、加齢によって代謝が悪くなったことがあげられます。

代謝とは、食べた物が体に吸収され、排出されることです。若いころはこの流れが活発ですが、年齢とともに滞ってきます。

体を動かさないでいても、眠っていても消費されるエネルギー量を基礎代謝量といいます。年とともに、この基礎代謝量はどんどん少なくなっていきます。つまり、エネルギー消費が少なくなるわけです。これに、運動

不足が加わり、若いときと同じ量の食事を摂っていたら、どうなるかおわかりですよね？　代謝しきれなくなってしまいます。ましてや、若いときより食事の量が増えていたら……。

また、うつ状態での食欲異常がもたらす太りすぎもあります。うつの人は、食欲低下でやせていくこともある一方で、食欲亢進で不健康に太ってしまうこともあるのです。

離婚などのストレスによるガクンから、女性が太ってしまうのもよく耳にします。

太りすぎは、高血圧、高脂血症、動脈硬化、糖尿病、心臓病など、さまざまな生活習慣病の引き金ともなってしまいます。頭痛、腰痛、関節痛、肩こり、便秘といった症状も出てきます。

太りすぎで、いいことは何ひとつありません。56ページのダイエット法で、いま太っている人は少しずつ体重を減らすよう心がけましょう。

太りすぎないための努力をするかしないかで、あなたの人生も、健康も寿命も大きく変わってくるのです。

ガクン到来すなわち「肥満」のコースは、くれぐれも辿らないように気をつけたいもの——。

「ガクン」とともに怒りやすくなる

怒る前に深呼吸。気分を整える工夫を

「何だか最近怒りっぽくなった。ささいなことでイライラして周りにあたってしまう」――小さなことから怒りがエスカレートしていくような、こんな症状で悩んではいませんか？「性格が悪くなったのかなあ」と自己嫌悪に陥って、落ち込んでしまう方もいることでしょう。

実はこれもガクンのしわざで、とくに女性ホルモンの分泌量が大きく変化したときに起こりがちです。月経前、または更年期に気分が不安定になるのはそれが理由のひとつです。心配ごとやストレスなどの心因的なものからくる怒りっぽさもありますが、どちらにしてもあなたの性格が変わったせいではありません。

うつ病を発症する前に、急に怒りっぽくなったという話もよく耳にします。うつは、心身のエネルギーが奪われている状態だといわれます。そんな状態のときに、仕事をしても、集中力や意欲がわかないのも当然です。人の話し声や物音やにおいなどが気になって、イライラの材料になってし

まうのです。
脳の老化によって、うつ病のようになった人が、配偶者に対して急にガミガミ言うようになることもあります。また、老齢に達していなくても、自分のガクンを深刻に受け止め、「こんなこともできなくなってしまった、あんなこともできなくなってしまった」と、イライラをつのらせることもあります。

このようなイライラこそ、多大なストレスと心得ることです。イライラしやすくなった自覚をもって、深呼吸するのも一案。まずは一呼吸です。ガクンとともに怒りやすくなったのを自覚したら、「現実はそんなに思いどおりにはいかないもの。他人は自分の思いどおりには動かないもの」とゆったり前向きに考え、自分のペースで過ごしましょう。

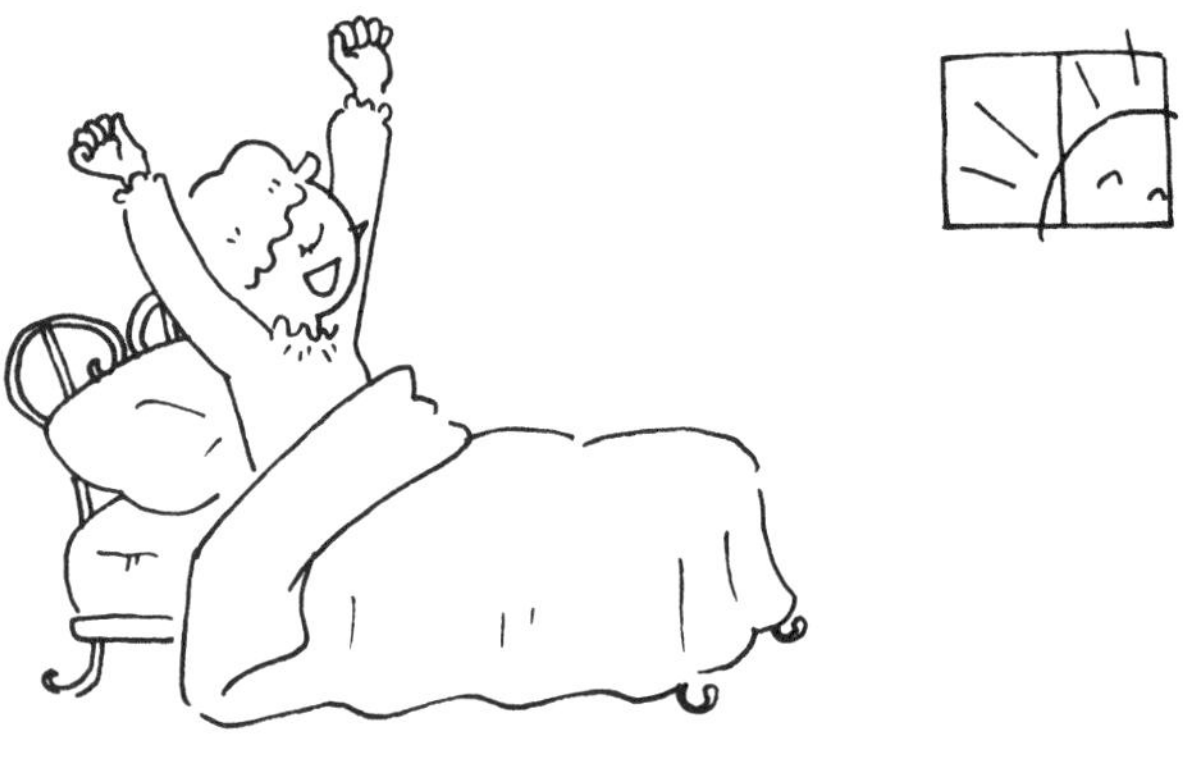

「ガクン」とともに眠れなくなる

――眠りが浅くなったら、昼間にほどよく体と頭を使おう

年齢とともに、睡眠の質はおちていきます。まず眠りが浅くなり、次に朝早く目が覚めるようになり、やがて、夜中に何度も目が覚めてしまうようになってしまいます。

これは、脳の老化に伴うもの。

眠りというのは、そもそも脳が心や体をゆっくりリフレッシュさせるために、指令してつくり出す状態なのです。

脳が老化すると、その指令がうまくいかなくなります。熟睡できなくなったり、たびたび目が覚めてしまったり、寝つきが悪くなったり、昼間にウトウトしてしまったり……。

年をとるごとに朝早く目覚めてしまったり、夜中にたびたび目覚めてしまうのは、人を眠りへと誘う「メラトニン」というホルモンの分泌量が不足してしまうためです。いわゆる「バタン・キュー」は、若い証拠といえます。

睡眠には2種類あるのをご存じですか？

ひとつは、体を休めるレム睡眠。

もうひとつは、脳を休めるノンレム睡眠です。

「熟睡」という状態は、深いノンレム睡眠のことで、入眠後すぐに、この状態におちいります。

この深いノンレム睡眠こそが、私たちの健康にとって、大変重要なのですが、加齢による脳のガクンとともに、深いノンレム睡眠は得にくくなっていくのです。

たくさん寝たのに、どうも頭がシャンとしないというのは、深いノンレム睡眠がとれなかったためといえるでしょう。

ところで、睡眠時間には個人差があります。そのときの体の調子にもよりますし、年を経るごとに体に合った睡眠時間は変わっていきます。眠れない……と感じること自体がストレスになってしまうこともあるので、あまり悲観せず、昼間に適度に体と脳を働かせ、夜には自然と深い睡眠時間を得られるようにしましょう。人は本当に睡眠が必要なときは、立ってでも寝られるのですから。

「ガクン」のキーワードは「免疫力」

免疫力をアップさせる5つのキーワード

同じ生活をしていても、風邪をひきやすい人とひきにくい人がいますね。子どもは風の子といって、寒風のなかでも子どもは元気に走り回ります。これは免疫力、つまり、病気から体を守るシステムの差なのです。すぐに風邪をひいてしまう、ひいたらなかなか治らないといった人は免疫力が弱まっている人です。

私たちの体には、自律神経系、内分泌系、免疫系という3つの調整系統があります。

免疫系は外部から人体に有害な敵が侵入してきたときにやっつけてくれる防衛システムなのです。その役割は広く、仕組みはとても複雑です。防いでくれるものは、細菌やウイルスだけでなく、ガン細胞のような異常細胞まで。外敵を排除する働きと、不要な自分の細胞を排除する働きとを併せ持っているのです。

免疫力を決定づけるのはミトコンドリア。これは人間をはじめとする生物体の細胞のなかにある小器官で、エネルギーをつくり出す働きをしてくれています。免疫力をアップして、若々しく病気知らずの体を手に入れたければ、ミトコンドリアの働きをイキイキさせることが必要です。そのためにたいせつなのが次の3つ。

・体を冷やさないこと

・鼻からの正しい呼吸

・よく噛んでしっかり腸から栄養吸収すること

お口ポカーンの口呼吸や、冷たいものの摂りすぎや、早食いの習慣がある人は気をつけましょう。

さらに、私が加えたいのは2つ、

・体が喜ぶ食

・前向きな考え方

これらを心がけること。

この5つが免疫力アップ＝ガクンを防ぐキーワードです。

免疫力が高い人、低い人

ポジティブシンキングで免疫力アップ

　ストレスが免疫力に悪影響を及ぼすことは、これまでにお話ししてきましたね。ですから、ストレスをまともに受け止めてしまうタイプの人よりも、軽く受け流すことのできるタイプの人のほうが、さらには、ストレスを前に向かうエネルギーに変えられる人のほうが、免疫力は高く安定しているのです。

　免疫力が高い人のなかには、ポジティブシンキングで、顔色もよくハツラツとしている人が多く見られます。一方、免疫力の低い人はというと、ネガティブシンキングで、表情もさえない人が多いですね。コップの水を半分飲んで、「まだ半分ある」と思う人と、「もう半分しかない」と思う人の違いだというたとえもあります。

　もっとも、免疫力は日々刻々と変化します。加齢とともに少しずつ低くなりますし、ストレスによってガクンと低下してしまうことだってあるのです。

こんな場面を想像してください。

50歳を迎えた、女子校卒業生の同窓会。同い年なのに、見た目にかなりの年齢差があります。出席者の誰もが「老けて見られたくない」と肌へのいたわりや体への気遣いが増していることでしょう。久しぶりに親しい人と会うからこそ、自分をできるだけよい状態にもっていきたいと願う気持ちは、大なり小なりあるでしょう。

さて、そうやって努力したとしても、見た目の差は出ます。それは、どういうことだと思いますか？

肌や体の調子は、それまでの生活の積み重ねの結果だということを覚えておいてください。付け焼刃で「キレイ」を装ってみても、肌の若さや老いは一目瞭然です。

日々、イキイキとした一日を送っている人にとっては、特別な化粧品はいらないかもしれません。特別な装いでなくても、輝くような若々しさは誰にでもわかるはずです。

同じ年齢でも若く見える人は免疫力が高く、老けて見える人は免疫力が低いものだと思うのです。さて、あなたはどちらのタイプですか？

太陽の光を浴びよう

体が喜び、うつやイライラもスッキリ！

ポカポカした陽ざしを全身に浴びると、心も体もいい気持ちになりますね。お日さまに干したふかふかの布団は安眠をプレゼントしてくれます。日光を浴びると、紫外線が肌あれやシミ、そばかすのもとになるとか、皮膚ガンになるとか、よくないことがいろいろいわれます。もちろん、過剰な日焼けは有害です。でも紫外線には、免疫力を維持する働きもあるのですよ。

紫外線をまったく浴びない生活をしているとどうなるでしょうか？　新陳代謝の機能は下がり、免疫力もガクンと低下します。うつ病やアトピー性皮膚炎、花粉症などにかかりやすくなったり、さらには骨にも悪影響を与えます。

顔までヴェールで隠しているアラブ人女性には、骨軟化症や骨粗鬆症が多いそうです。骨をつくってくれるビタミンDは、紫外線をうけて皮膚で合成され、肝臓にたくわえられます。欧米の人たちが、リゾート地で太陽の光を浴びてバカンスを過ごすのは、冬の日照不足を取り戻すためもあるといわれています。

太陽の光を浴びると、私たちの体のなかで、ミオグロビンやシトクロムといったたんぱく質が活性化、細胞のエネルギー代謝がグンと高まります。脳内では、セロトニンが分泌されます。セロトニンが足りないと、ストレスに弱く、ささいなことでキレたりパニックになったりおちこんだりします。うつっぽい人やイライラしがちの人は日なたぼっこをしてくださいね！

また、太陽の光には、体内時計を調節してくれる働きもありますので、朝までぐっすりと眠れます。目が覚めたら朝日を浴びましょう。睡眠ホルモンが抑えられて、体が目覚めモードに。細胞のひとつひとつが「さあ、新しい一日だ！」と喜んでいるのです。

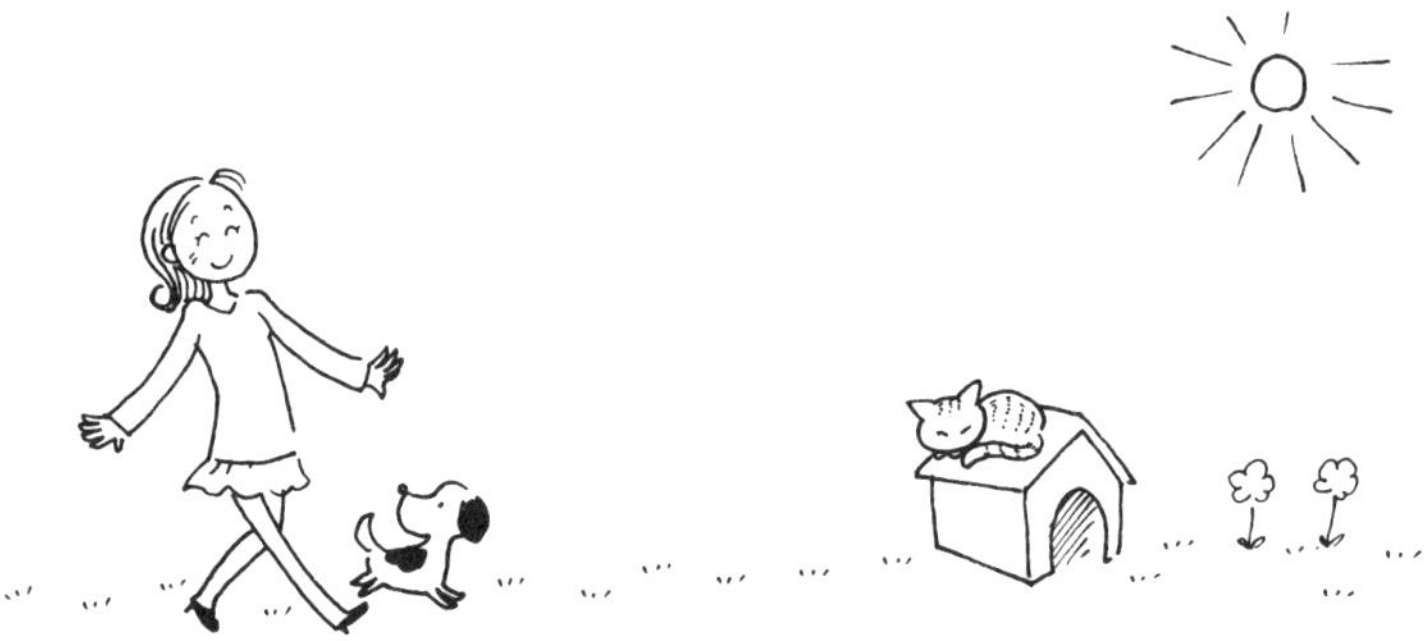

質のよい眠りでリフレッシュしよう

０時から５時は、免疫力を上げるゴールデンタイム

眠りが足りないと、頭もボーッとして集中力も続かず、体もイキイキ働きませんよね？　お化粧のノリも冴えません。睡眠というのは私たちにとって、とてもたいせつな時間。体をリラックスさせ、寝ている間に細胞分裂を繰り返すことで、肌の再生や筋肉の修復をしているのです。心のリフレッシュにもなくてならない時間です。

快適な睡眠時間がどのくらいかは人それぞれですが、問題は質。生活リズムが乱れると、睡眠の質もおちます。過食、夜食、食べてすぐに寝るのもやめましょう。横になると食物を胃から小腸へ運べず、うまく消化できないからです。

胸焼けが寝ているときに起きるのはこのためです。ことに、寝る前３時間以内のこってりした食事やスパイスの効きすぎた食事は、あまりに負担がかかります。アルコール、ニコチン、カフェインなどの刺激物も、眠りを途切れさせやすいので、寝る前には避けましょう。

合わない枕や布団、窮屈な衣服などが原因で眠れなくなることもあります。やわらかすぎるマットも寝苦しさのもと。ヤセた人には固すぎるマットはクッションがなくて熟睡できません。

また、眠りに入ると体温は次第に下がっていきます。寝る前に入浴して体をポカポカにしておくと気持ちよく寝つけます。肌にやさしい清潔なパジャマや寝具で、ぐっすりと眠りましょう。

ところで、ガン細胞は誰でも潜在的に持っているものですが、毎日午前0時から5時の間はとくに活発に働きます。それをやっつける免疫力が一番上がるのもこの時間帯。

0時から5時までに眠っていない状態が続くと、ガン細胞が免疫力を上回ってしまいます。

日付が変わる前には眠りについてくださいね！

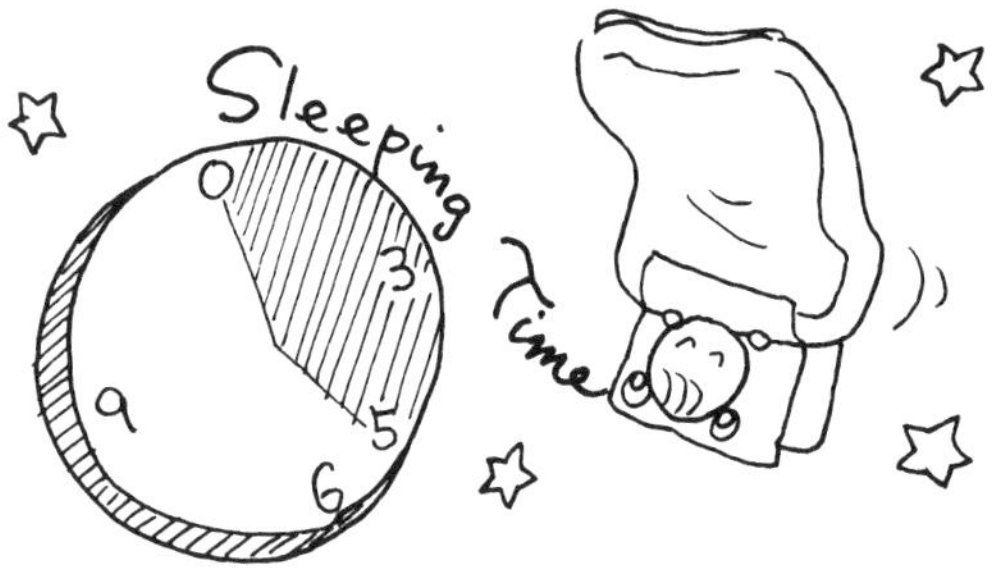

ストレスを上手になだめよう

心と体を動かしてストレス発散

心が受けとめたストレスは、体に響きます。胃がシクシクするといった不調は典型的なストレス病。強いストレスを受けると、自律神経のバランスがくずれます。

同じ刺激を受けても、ひとによって受けとめ方が異なります。イライラする、気分が晴れないといった症状は「自覚のあるストレス」といえます。引っ越しや転職で受けるストレスは「自覚以上のダメージがあるストレス」、そして肉親や伴侶との死別・離別は「自覚以上の大きなストレス」といえるでしょう。

一方、ストレスの原因に気づかず、だるさややる気のなさがずーっと続いているのは「自覚のないストレス」です。免疫力を低下させ、ガクンを招く原因は、加齢、そしてこのストレスです。

そうはいっても、ストレスの全くない生活なんてありえませんね。上手にストレスをなだめたり、かわしたりしましょう。

まず簡単にできることは、一次的欲求を満たすことです。たとえば、お腹がすいたら、何か食べればよいし、眠くなったら眠る。のどが乾いたら水を飲む。それが第一段階です。

次に、ストレスを感じる人や物事、場所から物理的に遠ざかるだけで、精神的負担が軽くなるといいます。静かなところへ行って、何も考えずにボーッと過ごしたりするのもおすすめです。

また、大声を出す、笑う、泣く、歌う、おしゃべりをするといった感情表現もストレス解消になります。自然のなかでリフレッシュするのも、動物をかわいがるのもいいですね。

女性の方は、おしゃれや友人との食事、買い物もストレス解消に役立ってくれるでしょう。

こうした方法でもすんなりいかないこともあるでしょう。そんなときには、体を直接ラクにしてあげましょう。

ウォーキングやストレッチ、ヨガ、ダンス、水泳といった軽い運動をして深い呼吸を心がけ、ぬるめのお風呂にゆっくり入り、さっぱりした寝具でぐっすり眠りましょう。また、マッサージで筋肉をもみほぐすことで、心までリラックスできます。心と体はつながっているのです。

食べない日をつくろう

――ときには胃腸にも休息日をあげて、リフレッシュ！

イスラム教徒たちの間で１０００年以上も続いている「断食月」というのをご存じですか？

イスラム暦の第９の月、新月があらわれた次の日から断食は始まります。日の出から日の入りまでの間は食を断ちます。

これは儀式であると同時に、体を休める作用があるのです。日の入りから日の出までの間にだけ食事を摂る生活が一か月間続きます。

断食には、どんな効果があるのでしょうか？　断食すると、胃腸が休息をとることができるばかりか、ふだん酷使されている臓器も休息ができます。そのうえ、それらの臓器に指示を出して働かせている脳も休息してリフレッシュできるのです。

野生の動物たちを例にとると、病気やケガをした場合、病院へ行くことはできません。そういうときは、何も食べずに、ただじっとして自然に治るのを待ちます。食を断つことは体を休めることなので、特別な修行ではないのです。

体のなかが休息することで、細胞はイキイキとし、若返ります。そのため、断食したあと、肌の調子がよくなったり、シミやそばかすがうすくなったり、目がイキイキしてきたり、体がしなやかになったりといった体験をする人も多いのです。

卵を産まなくなったニワトリを150日間断食させると、また新しい毛が生えてきて、再び卵を産むようになるそうです。

ガン細胞なども断食後に消えていくという報告もあります。たんぱく質からできているガン細胞などの病的細胞は、本来は不要なもの。断食で栄養補給が途絶えると、たんぱく質は臓器を生きながらえさせるように回るので、体内から病的細胞が消えていくのです。

断食中に体温が上がるのは、体内に余っている脂肪や糖分、たんぱく質、老廃物をエネルギーに変えようという働きがあるため。口臭が強くなったり、尿や便の色が濃くなるのは、大量の老廃物が排泄されているためです。

ただし、素人判断の無理な断食を続けることは、とても危険です。

断食は、「ときには、胃腸を休ませてあげよう」という気持ちで、半日～1日ほどの期間で行うようにしましょう。

医者も取り入れている笑いセラピー

――一日一回、おなかの底から笑うことでガクンが遠ざかる

「笑い」は、免疫力アップにつながると、医療の分野からも注目を集めています。怒ったり、人と争ったり、ガクンときたりするたびに免疫力は下がります。笑うことや美しいものを見て感動すること、感謝することは免疫力のアップに。免疫力は、心と連動しているのです。

ことに楽しくアッハッハと笑うことで、私たちが本来持っている自然治癒力を高め、NK細胞（ナチュラルキラー細胞。リンパ腺に含まれ、がんなどをやっつける）も活発化されます。

このことはさまざまな実験でも明らかになっています。米国のある調査では、治療に笑いを取り入れたガン末期患者は、笑いの治療をしなかった患者に比べ、生存率が2倍近く高かったと報告されています。日本でも「寄席療法」などをガン治療に取り入れる医療がふえてきました。

なぜ、笑うと免疫力が上がるのでしょう？　それは、心から楽しくて笑うと、脳内から自律神経をリラックスさせるホルモンが分泌され、ストレ

スホルモンを抑えてくれるからだといわれます。大笑いは、麻酔と同じくらいの鎮痛作用があるともいわれています。

おなかを抱えて笑ったとき、うっすら汗をかいたりしますね。ハッハッハと笑うことで吐く息が多くなると、体温が上がります。横隔膜や呼吸筋がよく動くので、内臓から老廃物が押し出されます。笑いには毒出しと内臓のマッサージの作用があるのです。

気持ちよく歌ったりおしゃべりしたりするのも同じこと。

でも、何といっても、一番の毒出しはアッハッハと声に出して大笑いすることなのです。ときにはひとりでトレーニングしてみるのもおすすめです。

「箸が転がってもおかしい」……そんな笑いのある生活は、確実にガクンを遠ざけます。

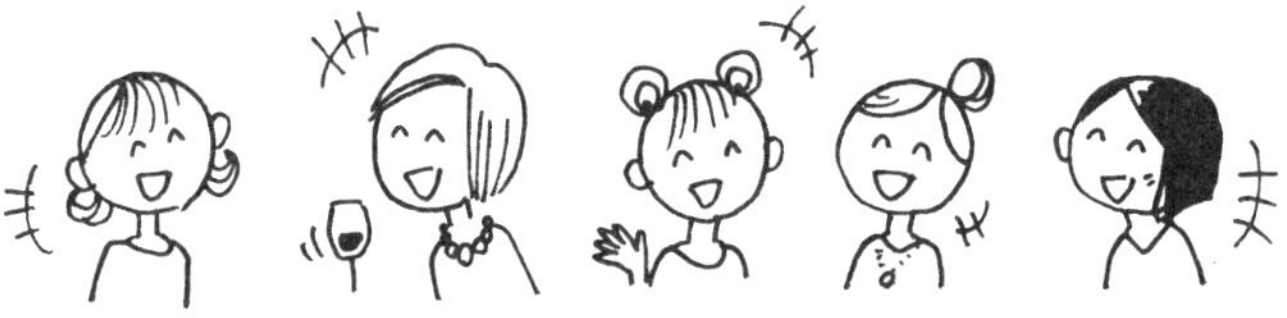

色気にはアンチエイジング効果たっぷり

ときめきとおしゃれ心が若返りの特効薬

「恋する女性は美しい」といいますね。「彼ってステキだわ！」ととときめいているとき、卵巣から分泌される女性ホルモンのバランスが整った状態になります。

全身の新陳代謝が高まって、瞳はウルウル、肌はピカピカ、髪の毛はツヤツヤ、というわけです。

血行がよくなって、まさに内側から輝きだすのです。当然、笑顔もふえるでしょう。

笑顔は、周りとのコミュニケーションを円滑にします。

顔の筋肉を動かすことで脳に刺激がいき、ホルモン分泌が活発になって、イキイキして……といった具合に、ときめくことは最高の若返り美容法なのです。

お化粧やおしゃれをして「美しくありたい」と思うことも色気のひとつです。自分がよりきれいになったという満足感で、さらに肌がイキイキしてきます。

化粧をほどこすコスメティックセラピーを老人ホームで実施すると、愚痴が消え、笑顔がふえて、明るい雰囲気になるそうです。いままでおしゃれに無頓着だった人が、髪を整えたり服を選んだりするようにもなるとか。リハビリやトイレのときの動きがスムーズになったり、オムツがとれたり、痴呆の症状も改善されたりといった例も少なくありません。やはり、女性はいくつになっても見られる自分を意識することで、色気を取り戻し、若返っていくのです。

また、「私は○○から愛されている」「○○を愛している」「自分が好き」というように、たいせつな人や自分にプラスイメージを持つ人は、免疫力が高く、ガンになりにくいといわれます。

アンチエイジングの秘訣は、ときめきと色気を失わず、「愛し愛されること」。まずは自分を好きになり、かわいがりましょう。鏡に向かって、いつもよりゆっくりと時間をかけて化粧品をつけてみませんか。

色気という言葉には「異性を引きつける性的魅力」という意味がありますが、これらは男女問わず、自然なしぐさににじみ出るものです。

また逆も真なりで、意識して自分を可愛がっていくことで、色気はいくつになっても身についていくものです。

日々、口にする「食」を考えよう

――食材に含まれるすべての栄養素が、免疫力に結びつく

私が考える理想的な「食」とは、食材を丸ごと食べるということです。食の素材、たとえば、米、肉、魚、海藻、根菜、イモ、大豆、きのこ……。これらは丸ごと食すことで確実に免疫力はアップします。素材に含まれる無数の、そして未知の栄養素をしっかり摂ることに繋がるからです。そして、これらの素材に含まれる、たとえば動物性脂肪、アレルゲン（アレルギーを引き起こす成分）などは、ご自身でしっかり調べ、少なく食す、食さない……を決めることが必要です。

逆に、食の素材の中から取りだした栄養素やその組み合わせは「物質」や「物質の寄せ集め」です。「物質」と「食」はまったく違うものなので、摂取していると、確実に免疫力が低下して、病気になりやすくなってしま

います。当然、肌や髪の毛や関節などのガクンもやってきます。

栄養素の集合体である栄養剤や点滴だけでも、人は生きていけます。でも、生きているだけで、免疫力が上がって、丈夫で楽しい生活は遠のいてしまいますよね。日々の食生活で、きちんと食材を「食」として摂っている場合と、何年も何年も「物質」を取り入れている場合とでは、その差は歴然。本物の「食」を考えて、免疫力をアップさせましょう。

細胞が喜ぶ食べ方を心がけよう

五感を心地よく刺激する

年齢とともに免疫力が下がるのは、しかたのないことです。免疫力をいかに下げずにキープしていくかが、健康や若々しさのポイントになってきますね。そのためには、〝細胞が喜ぶ〟食生活をして、生き方、考え方を前向きにすることしかないと、私は考えています。

細胞が喜ぶ食生活といっても、ピンとこないかもしれませんね。何となくわかるという人も多いでしょう。それは、こういうことです。

私たちの体は60兆個もの細胞でできています。食べものが口から入ってきたとき、単に舌だけが感じる表面的なおいしさでなく、もっと深く広いレベルで「あっ、おいしいものが体に入ってきた！」と喜んで迎えられるかということなのです。

体の細胞のひとつひとつが、五感のすべてを通して歓迎しているかということ。

これは、理屈より実感でわかることでしょう。

たとえば「今日は暑いから、さっぱりしたものを食べたい」と思ったときに、見た目も涼しげで、のどごしもさっぱり、ミョウガやネギの香りを添えたおそうめんを口にしたら、「ああ、おいしい！」と感じるでしょう？

この感覚です。この感覚は、ふだんは舌でおいしさを感じることがないような健康食品も含め、口から取り入れるすべての「食」に必要なのだと思うのです。

同じ食べものを食べるにしても、おなかがすいたから急いでとりあえず何か詰め込もうというのでは「エサ」と同じです。明るいところで、誰かとおしゃべりしながら、笑いながら、食べものの色や盛りつけを楽しみながら、音楽を聴きながら、ゆったりした気分で……五感をここちよく刺激してこそ「おいしい」と感じるのです。

それが私たちの細胞を喜ばせ、免疫細胞もふえて、免疫力もアップするのです。

それが本当の「食」というものではないでしょうか。あなたのその食事、その食べ方、「エサ」ですか？　それとも「食事」ですか？

腹八分目と運動こそ、最高のダイエット

中年になったら去年と同じ体重キープから

ドラッグストアには「○日間で○kg減」というようにダイエットをうたう健康食品がたくさん。でも、「これを飲んだらヤセる」という食品は絶対にありえません。

油や食べたものを体内で包みこんで排出するというようなダイエットをうたう健康食品がたくさん出ています。

その通りなら、必要な栄養素が吸収されずに、栄養失調になる危険もあるのではないでしょうか？

たとえば、そういったメカニズムが正しいとしましょう。でも、その正しさの証明は、試験管レベルでの話です。もし人体で証明がされていれば、薬として開発が進むはずでしょう？　いくら安全だからといって自分でわからない成分、つまり人体で証明されていない成分を体に入れることに抵抗はありませんか？

これは決して脅しではありません。

ふえすぎた体重を戻すのは、「腹八分目の食事」と「適度な運動」の２つだけ。そのうえで、ダイエットをフォローする本物の健康食品を使うべきなのです。

まず、食べすぎないことと、糖や脂肪を摂りすぎないこと、年齢とともに一日に消費できるエネルギーが減っていきますから、摂取エネルギーを抑えることが必要になってきます。

「腹八分目」を心がければ、病気にかかりにくく、長生きするということも知られています。

腹八分目の食事にプラスして、玄米食、または玄米をまるごと使った健康食品などで、腸の働きをよくしましょう。

並行して、適度な運動も続けましょう。体を動かさない人は太るばかりか、免疫力も体の機能もガクンとなります。

とくに、ウォーキング、軽いジョギング、サイクリング、スイミングなど、体に負担がかからない有酸素運動がおすすめです。運動中に酸素が供給されると、たまっていたグリコーゲンや体脂肪がエネルギーとして消費され、肥満を防ぐのです。

ところで、こうも考えられませんか？　免疫力と同じで、エネルギーの消費カロリーの基礎代謝は年齢とともに下がっていくのなら、去年と同じ体重をキープできていることは、立派なダイエットといえるのではないでしょうか。

ダイエットは、ただ体重を減らすことではなく、同時に免疫力をアップさせるものでなければ意味がありません。

何からつくられているか、ラベルも見ずにダイエット食品にとびついて、体を壊しては元も子もありません。

薬に頼りすぎる生活をやめよう

薬は病気になる前の体にしかしてくれない

何となくだるい、頭が痛い。風邪っぽい。眠りが浅い。おなかの調子が悪い。便秘気味。そんなとき、すぐに薬にとびつく人はいませんか？「またなったら……」という不安から、なかなか薬を手放せず、いつも何種類もの薬を持ち歩いてしまいます。じつはこれ、そうしているうちにどんどん自己免疫力はおちていき、病気に打ち勝つ体にはなれないという、悪循環を引き起こしてしまうのです。

「薬」は食ですか？　違います。物質か、物質を組み合わせた「成分」です。ですから、いくら飲んでも免疫力のアップにはなりません。

根本的に自分の健康を「つくる」のは、食をはじめとする生活習慣なのです。免疫力を下げているような生活習慣を見直さず、すぐに薬に頼るのは、自分の体をかわいがっているとはいえません。

薬はたしかに病気をよい方向に持っていってくれますが、病気になる前の体にまでしか戻してくれないということを、しっかりと覚えておきましょう。

免疫力を上げてくれる薬、健康にしてくれる薬、薬を飲まなくていい体にしてくれる薬はないのです。

健康食品を薬のように考える人もいますが、数も種類も膨大ななかから自分に合ったもの、食として細胞が喜ぶものを選ばないと、逆効果となってしまいます。

免疫力をアップして健康をつくりあげるのは、あなた自身です。薬に頼りすぎるより、まず生活習慣を見直しましょう。

ちゃんとした食事を摂っていますか？

愛用している健康食品は食として細胞を喜ばせていますか？

ほどよい運動を続けていますか？

ストレスをためこんでいませんか？

ストレスは免疫力を下げます。生き方、考え方を前向きにして、ストレスをためこまないようにしなければ、ガクンが忍び寄ってきます。何かがふりかかったとき、「ついてないな」「もうダメだ」と思うのと、「この程度ですんでラッキーだった」と思うのとでは、体のシステムの変化がまるで違います。言葉や考えが前向きかどうかで、免疫力は大きく左右されるのです。

「また薬を飲まなきゃ」と不安がる人と、「このくらいなら薬なんてなくて大丈夫！」と明るい人。「眠れない！　どうしよう、明日も眠れなかったら……」とイライラする人と、「眠れないなら、眠れなくたっていい。そんな日もあるさ」と思える人。「年だから疲れて仕方がない。イヤだイヤだ」と思う人と、「疲れるのは一生懸命生きてきた証拠。よくがんばってるね」と自分の体をいたわってあげられる人。

どちらがガクンを呼びよせているか、もうおわかりですね？　同じなら、前向きに考えたいものです。

体を温めて免疫力アップ

冷えは病気のもと、入浴で気持ちよく温まろう

私たちの体、とくに女性は「冷え」に弱いもの。体が冷えたときや体調が悪いときは、体を冷やす要因のひとつである水分を体から追い出して体

を温め、体調を整えようとするメカニズムが働きます。おなかを冷やすと下痢便となり、冷えて風邪をひくと、クシャミや鼻水が出ます。吐くこともあります。悪い汗をかくこともあります。体温が1度下がることで、免疫力は30パーセントも下がってしまうといわれています。ことに腸は免疫系機能の集まるところ。冷たいものや水分、お酒の摂りすぎは禁物です。

逆に、体を温めると、全身のミトコンドリア（細胞小器官）がイキイキしてきて、細胞の新陳代謝が活発になります。昔からよく「体を温めると病気が治る」といわれてきたのは、そのためです。

入浴は全身を温めるのにもってこい。リラックス効果があるばかりか、発汗・血行を促進し、栄養素や酸素も補給してくれます。ただし、あまり熱いお湯では、脳が「リラックスせよ」の指令を出してくれません。40度くらいの湯に15分くらい、ゆったり気分で入るのがベストです。ＮＫ細胞も活発化します。疲れたときほど、ゆったりとぬるま湯につかってください。

このように外からの温めとともに、食や健康食品をうまく取り入れ、免疫力アップに努めましょう。

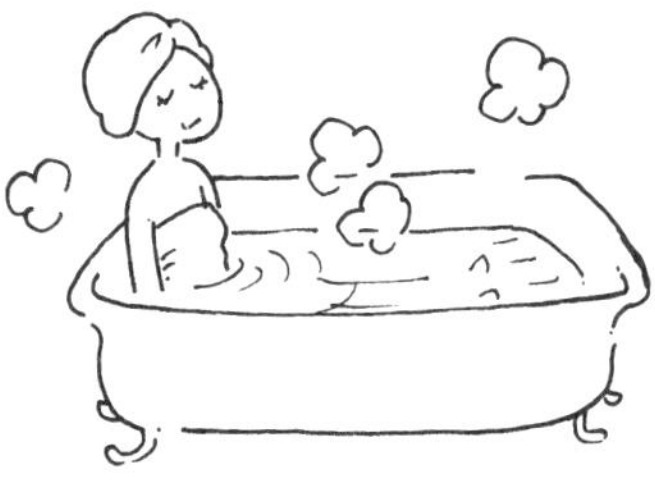

博士のひとことタイム１

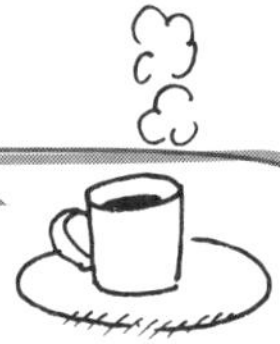

元気のもとって何？

元気って何でしょう？　病気をもっていないから元気っていえるでしょうか？　肩こりや腰痛に悩んでいたり、疲れがとれなかったり、職場の人間関係にストレスを感じていたりしたら、元気とはいえませんね。

現代の日本で慢性疲労を訴える人は、６割もいるそうです。「少しは体や頭を休めなさい」と脳が指示を出しているのが「疲れ」の正体です。たいていは、ゆっくりとお風呂に入り、熟睡することでリフレッシュするのですが、代謝がうまく働かないと疲れが残ります。

ストレスも大きく影響します。心と体は連動していますから、ストレスを上手にかわす心があれば、それが体の元気にもつながります。心を許せる人と会い、おいしいものを口にして楽しい時間を過ごし、園芸や山登り、観劇など好きなことをするのも効果的。

元気のもとに出会うコツは、よく動くことです。体を動かせば自然と心が動き、手足や目や鼻や舌や耳も気持ちよく連動します。本当の元気って、細胞ひとつひとつが喜ぶことなんです。

博士のひとことタイム ②

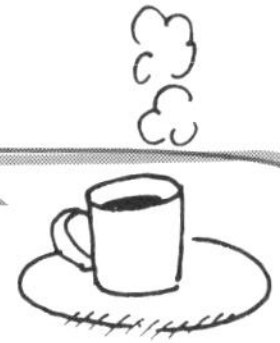

まるごと食べて栄養に

子どもにとって魚のイメージは「切り身」という笑い話があります。魚の栄養は、頭から尾まで食べてこそ、まるごとの栄養が摂れるのです。

お米にしたってそうです。精白した白米より、胚芽のついた玄米のほうがまるごと米の栄養があります。見た目や口あたりを優先して栄養を捨てるのはもったいないですね。最近では、食物繊維や抗酸化作用のある植物の色素・ファイトケミカルをサプリメントで摂る人も多いですが、なるべく野菜を意識して食べて、足りない分だけを補うようにしましょう。

ところで、まるごと食べることの条件とは何でしょうか？　食の素材中に存在する無数の成分を、一切捨てずに全ての成分を食することだと私は考えます。これらを食せば、体が、細胞が喜び、本物の免疫力アップにつながっていくのです。何かを食すときには、「まるごと食べているかな？」「細胞が喜んでいるかな？」と、自分に聞いてみましょう。

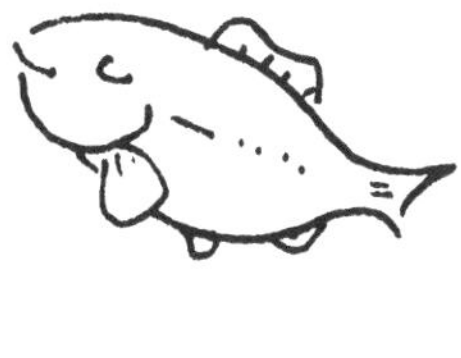

第2章

健康食品を上手に取り入れよう

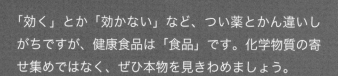

「効く」とか「効かない」など、つい薬とかん違いしがちですが、健康食品は「食品」です。化学物質の寄せ集めではなく、ぜひ本物を見きわめましょう。

健康食品で元気になろう

いまや、健康食品の大ブームです。テレビで○○がいいといえば、○○が売り切れ、△△がいいといえば、△△が売りきれるありさま。「健康」の二文字を誰もがこぞって手に入れようとしています。

ひとくちに「健康食品」といっても、思い描くイメージも人さまざま。「ふつうの食品よりも健康にいいと称して売られている食品」といったところでしょうか。食品に記されている名称も「栄養補助食品」「特定保健用食品」「栄養機能食品」「栄養調整食品」「サプリメント」など、いろいろありすぎてこんがらかってしまいますね。詳しくは86ページをご参照ください。

食品というからには「食」です。「薬」ではありません。「食」の機能には次の3つがあるといわれます。

①体に必要な栄養を摂る
②味やにおいを楽しむ
③体調を整える

お試し1
ふだんの食事を主役に、サポートとして健康食品を選ぼう

つまり、薬のように、病気そのものを治すものではないことを覚えておいてください。ガクンがきても立ち向かえる元気な体をつくるよう、心にも栄養を与えられるように、健康食品を暮らしのなかに取り入れてほしいのです。

そして、食の主役は、ふだんの食事です。健康食品は、自分が食べたいもの、食べたら体が、細胞が、喜びそうなものを意識して、しっかり選びましょう。そうやって心が動いて選んだものは、ガクンをやっつける味方になってくれるでしょう。余裕をもって楽しむ気持ちもたいせつです。

さまざまな健康食品マーク

JHFA認定食品
㈶日本健康・栄養食品協会が設けた規格基準を満たしていると認められた栄養補給と健康維持を目的とした健康補助食品に表示されている

特別用途食品
病者、高齢者、乳幼児、妊産婦、授乳婦などの発育や健康の保持に適していると認められた食品に表示されている

特定保健用食品
コレステロール値の正常化や胃腸の調整など、食生活の改善に適していると認められた食品に表示されている

「ガクン」は健康食品で追い出せる

ガクンがやってきても、年だからしょうがないと、あきらめてはいけません。

テレビのCMや雑誌で健康食品の広告を意識して見ると、いたるところで「健康」「アンチエイジング」「ダイエット」の言葉が目に飛びこんでくるでしょう。あなたを助けてくれる、甘い誘いがあふれているはずです。「元気になる」「若返る」「キレイになる」「ヤセる」という願いは、女性なら少なからず誰もがもっていますし、広告のなかにも、自分にあてはまる言葉が見つかり、何が足りないのかのヒントにもなるかもしれません。

とはいえ、どのように自分のガクンと対面して、ガクンをやっつけるかは、あまりに漠然としていることでしょう。まずは、自分のガクンを意識して、マイナスとなった部分から補っていきましょう。

まずあなたがすべきこと。それは今の食生活の見直しです。摂りすぎているものは何ですか？　足りないものは何ですか？　見直して軌道修正

お試し２

健康食品を上手に利用し、体の反応を聞いてみよう！

がすんだら、その食生活をサポートする本物の健康食品を取り入れてみてください。本物とは、食する喜びを体全体で、つまり細胞全体で感じられるものと、この成分がちゃんと働いていると実感できるという、２つの条件を備えた食品のことです。

そうして、食べる前と後、ゆっくりと体の声に耳を澄ませましょう。体が、細胞が喜んでいますか？

「食生活を変えると、こんなにも体が変わる！」

――この体感から、あなたの新しい生き方が始まります。健康食品を上手に利用した、ガクンをこわがらない前向き人生の始まりです。

「カサついた肌に潤いを取り戻したい」「あごや腰回りについた贅肉を減らしたい」「疲れにくい体になりたい」「持病を再発させたくない」……ただ願っているだけではダメです。あなたの明日は、あなたの意志がつくるのです。

健康食品の摂取目安量は、自分の体と相談して決めるもの

「外食続きで、野菜不足。野菜を摂らなきゃ」「ランチは揚げものだったから、夜は軽めに」「どうも胃の調子がヘン。胃にやさしいものを少しだけにしておこう」——こんなふうに、ふだん私たちは、自分の体調を考えながら、食事の内容や量やタイミングを調整していますね。「疲れているから、焼き肉を食べてスタミナをつけよう！」と思う日があったとしても、次の昼も、次の夜も、続けて焼き肉を食べる人はまずいません。自己裁量、それが食事というものです。

だとしたら、健康食品も同じように食べるべきだと思いませんか？パッケージに表示された目安摂取量を、毎日毎日、薬の服用のように律儀に飲み続ける人がいます。これはちょっと考えもの。

ある健康ドリンクでアトピーが治ったという情報を耳にした人が私に尋ねました。「私の場合は何本で治りますか？」と。おかしな質問ですね。焼き肉を食べるときに「どの部位の肉をどのくらい、どのタイミングで、

お試し3

肌の調子を整えたいときのサラダと同じ感覚で

どうやって食べたら、スタミナがつきますか？」と尋ねるのと同じようなことなのですから。「ご自分の体と相談しながら、好きなときに好きなように食べればいいのです」が、私の答えです。

健康食品のパッケージに書かれている摂取目安量は、あくまでも目安です。ひと瓶が一か月でなくなる量が目安になっていたりもします。たとえば「一日あたり６粒を目安に」と書かれてあったとしても、自分に合った、自分の食べ方で食べることをおすすめします。健康食品を食べたあとの体調の実感は、本人にしか分からないこと。量を増やしたほうが元気になるのか。減らしても変わりないのか。疲れたと感じたときだけ食べるのか。毎日食べたほうが調子がいいのか。どうぞ自分で決めてください。お肌の調子を整えるために野菜を多く食べてみようという感覚で、お肌の調子を整えると実感できる健康食品を常備しておく。こんな使い方はいかがでしょうか。

健康情報にまどわされすぎないで！

毎日毎日、私たちのもとには、大量の情報が流れてきます。テレビから、ラジオから、新聞から、本や雑誌から、インターネットから。健康情報もそのひとつ。情報には､正しいものもあればいい加減なものもあり、間違ったものもあります。「この食品が体にいい！」といった情報は視聴率や販売部数を高めるために、真実より話題性や意外性をねらったものが多いようです。

「テレビで言ってた」「本に書いてあった」「有名人が宣言していた」と飛びつくのは、とても危険です。

原料メーカーやサプライヤーと呼ばれる人たちは、日々、新しい原料とうたい文句を探すのに必死です。商品に確かな効果があってリピーターがふえれば売り上げにつながりますが、そうでない場合は新製品を出さなければなりません。健康博覧会で原料サプライヤーが「今年はこの成分が流行ります」とメーカーに出し、一社の商品がヒットすると同様の商品を他社でも売り出します。成分は同一なので、価格とブランド合戦が始まり、効果を期待する消費者が注目。これが繰り返されているのが、健康食品業界の実情なのです。

数年前に流行ったコエンザイムQ10も、多くのメーカーから商品化され、売り切れ続出となりました。そのような現象は、原料メーカーがわざと品薄にして注目を集めさせたりすることもあるのです。本当に効果があるなら、ブームで終わることはないはずでしょう?

健康食品の価格もさまざまです。安いからと飛びつくのも考えものです。価格にはきちんとした裏付けがあるはず。しっかりと自分の目で確かめて、分析して選ぶことが大切です。

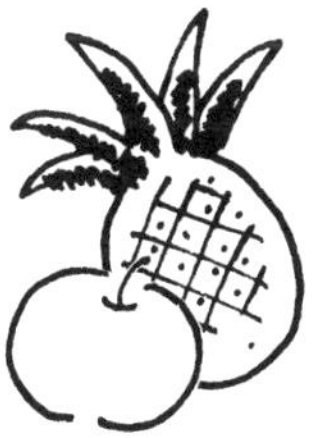

お試し４

本当にいいものなら、ブームでは終わらないはず

マルチビタミンより不足しているビタミンを

「ビタミンは、マルチビタミンでまとめて摂るほうがいいのでしょうか？　それともAもBもCもEも買って、それぞれ摂るほうがいいのでしょうか？」

こんな質問をときどき受けます。マルチビタミンを摂ろうと思う前にすべきことがあります。それは、すべてのビタミンを健康食品から摂ろうと思うような食生活をまず見直すことです。そのうえで、たとえばこのごろお肌がカサカサしてきたという人なら、ビタミンCをといったふうに、体に不足しているものを自分の体と相談しながら摂ったほうがいいと思います。ただ何となく「飲むと体によさそう」といった使い方はおすすめしません。

自分にどんなガクンがきているか、自覚していますか？　またビタミンCを摂ったときには、体に聞いてみてください。体が、細胞が喜んでいるかどうかを。僕は喜んでいるとは思わないのです。だって、ビタミンその

本物の食品で摂りたいビタミン類（五訂 日本食品標準成分表より作成）

ビタミンA	レバー、にんじんやほうれん草などの緑黄色野菜
ビタミンB群	玄米、豚肉、乳製品、さばやいわしなどの魚介類
ビタミンC	柑橘類、水菜、大根やきゅうりなどの淡色野菜、芋類
ビタミンD	鮭、いわしなどの魚介類、しいたけなどの茸類
ビタミンE	ナッツ類、大豆、小麦、ほうれん草、かぼちゃなど

お試し5

足りないものを集中的に補ったほうが得策

ものは、ひとつの成分＝物質だからです。

レモンをかじる実験をしてみましょう。レモンをかじると、体は「わーっ！　レモンだ！」と喜びませんか？　そのうえで、必要としているビタミンCがきちんと栄養素として働くのです。健康食品といえども、この感覚でつくられた、体が喜ぶ本物を選ぶことがたいせつだと私は考えるのです。

このような健康食品でビタミン類を補えば、ビタミン過剰症状にもならないでしょう。ビタミンCのような水溶性ビタミンは尿から排出されるので、過剰症を起こしにくいのですが、たとえば、脂溶性ビタミンであるビタミンAを摂りすぎると、皮膚の乾燥、食欲不振、吐き気、頭痛などを引き起こすことがありますし、ビタミンDを摂りすぎると、食欲不振、体重減少、吐き気などを引き起こすことがあるのです。

健康食品にすべてのビタミンの恩恵を求めてはいけません。

クチコミのプラセボ効果って？

プラセボ効果という言葉を聞いたことがありますか？　これは、薬だと思い込んで飲むと、体に変化があらわれることをいいます。事実、鎮痛剤だといって別のものを与えたところ、30％の人に鎮痛効果があったことを、二十世紀半ばにアメリカの麻酔科医のビーチャー氏が報告しています。

「痛いの痛いの飛んでいけ」――ひざをすりむいた幼子にいうお母さんのおまじないも、いってみればプラセボ効果。暗示が痛みを忘れさせるのです。

「病は気から」という言葉がありますが、多くの病気は身体的なものと心理的なものが絡みあって症状をつくります。つまり、暗示による自然治癒力。薬だけでなく、さまざまな民間療法や健康法、健康食品にもあてはまります。

「ヤセる」「元気になる」「病気が治る」――そう信じて飲んだり食べたりすると、本当にヤセたり元気になったり治ったりする人が、必ず何割か

お試し6

「これはいい」と信じることで、効果は倍増する

いるのです。この声を広告にすると、これが健康食品のプラセボ効果となるわけですね。

とくに、クチコミはプラセボ効果をアップさせます。「1万人の人から、減量の喜びのお便りが届いています」とかいわれると、なんだか効きそうだと思えてきませんか？　とくに輝くほどに健康的になった知人から、「これ、すごくいいの」といわれると、気持ちが動くものです。

それが、どういうものかは別としてクチコミの威力は絶大です。

また、身近に若々しい人がいたら、つい、「何か特別なものでも使っている？　そのキレイな肌はどうしているの？」と聞きたくなります。そして、その人がとっておきの話をしてくれたら、あなたは飛びつくのではないでしょうか。

TVや雑誌の情報をうのみにし、疑いながら使い続けるより、クチコミを信じてみるほうが、よっぽどいいことだと思いますよ。

レモン100個分のビタミンCって？

「このタブレットにはレモン100個分のビタミンCが含まれていいます」といううたい文句。ウソとはいいません。天然のレモン果汁ではなく、ビタミンCという化学合成してつくられた成分が、数値上はレモン100個分となるわけです。

「レモンが100個も？」と、ちょっとトクした気分にもなるでしょうが、よく考えてみてください。人間の体にとって、一度にそんなにたくさんのビタミンCが必要でしょうか？

ビタミンタブレットを摂ろうと思うときは、きっと野菜が足りないなと思ったとき。しかし、ここが肝心。野菜不足は野菜を食べることでしか解消しないのです。食生活改善はタブレットで、というのは思い違い、錯覚です。

野菜をたくさん食べることと、含まれる特定成分だけをたくさん摂ることとはまったく別。体内に入った余分なものは自然と排泄されます。ですから、レモン100個分のビタミンCなんてお金のムダづかい。しかもビタミン類はほとんどが化学物質なので、解毒のために肝臓に負担がかかり、体内のカルシウムを消耗してしまいます。逆に、体に悪いのです。

ダイエット用低カロリー食品にしても同じ。数値上は必要な栄養素がバランスよく入っていますが、その栄養素は食品から摂ったのではなく、化学物質です。

化学物質で人間が生きていけるとするなら、点滴だけで生きていけることになりますね？　でも、それは、生かされているだけ。生きる力や元気は出てきません。当然、体や細胞が喜ぶはずもありません。

私たちは、いろいろな微量元素を自然の食品から摂って、生命を維持しています。単独の栄養素だけでは、健康を支えることはできません。

山盛りのタブレットよりおにぎり1個、生のレモン1個。健康食品は、しっかり食事を摂ったうえで、必要な分だけ補助的に使いましょう。

お試し7

宣伝のキャッチコピーは、まず疑ってみることが正解

健康ドリンクの上手な使用法

あなたの冷蔵庫には健康ドリンクが並んでいて、ついつい習慣のように飲んでいませんか？

「肉体疲労時の栄養補給に」「病中・病後・滋養強壮、虚弱体質に」といったうたい文句で、コンビニなどで手軽に買えるドリンク。これらは医薬部外品、つまり薬であると認識してください。だから、一日一本を目安に飲めば効くといった効果効能、用法用量が示されているのです。とはいえ、手軽に購入できますから、習慣のように飲む人も多いと聞きます。これはかなり危険です。これらの医薬部外品の健康ドリンクのほとんどが、カフェインをたくさん含んでいるからです。

成分をみると、タウリン、朝鮮人参、ビタミン類など、いかにもシャキッと疲れをとってくれそうな列記ですね。でも、これらは成分＝物質です。健康ドリンクのほとんどにはカフェインが含まれ、コーヒーや紅茶、緑茶に含まれているものと同様、夜に飲むと眠れなくなる人もいます。健康ドリンクを飲むと、とたんに元気になって疲れがふっ飛んでいった気分になりますが、これもカフェインの興奮作用。何かの成分が働いて、疲れを根本的にとってくれたわけではありません。そのため、ドリンクの効きめが切れると、飲む前よりも疲れがふえて戻ってきます。

たまった疲れに本当に効くのは、正しい食生活と休養、質のよい睡眠しかありません。

煮つまった頭をリフレッシュさせたいときには、戸外で深呼吸したり、歩くことです。医薬部外品の健康ドリンクを飲むのは、「疲れているけれど、大事な仕事があって休めない」「ここ一番でがんばりたい」「運転中にどうしても眠ってしまう」といった、ここぞというときの一本にしましょう。

また、医薬部外品と書かれていない、健康食品の健康ドリンクを飲むときは、体や細胞が喜ぶ本物をしっかり選ぶことです。

お試し8

医薬部外品の健康ドリンクは、ここぞというときの一本に

長年飲み続けているものがいいとは限らない

もし、好んで食べ続けている健康食品があれば、次の3つをチェックしましょう。

①あなたの体をつくっている細胞たちは、それを喜んでいますか?
②食生活のサポートになっていますか?
③やめるきっかけがないまま飲んでいませんか?

健康食品は医薬品ではないので、たとえば「糖尿病に効く」と書くと、薬事法違反となります。健康食品は、病状に対しての効果・効能を明記してはいけないのです。そこで「糖尿病が気になる人」と書くと、「気になる人」は、勝手に病状に効くのだろうと思い込んでしまいます。さらに、「これさえ飲めば、食事療法はいりません」などと甘い文句が書かれていたら、治療の必要な人が本来の治療をないがしろにしてしまうこともあります。そうして、合併症の悪化や、手遅れになってしまうことだってあるのです。

お試し9

いま摂っている健康食品を総ざらいしてみよう

ガンにいいといわれるエキスや野菜の栄養成分が凝縮されたドリンクを長年飲み続けている人もいます。苦くてまずいものを一生懸命毎日飲んで、体の細胞は喜ぶでしょうか？　健康食品は、あくまでも薬ではなくて食品です。気になる症状があるなら、まず病院に行って対症療法の薬を飲むことが先決です。病院へ行って薬をもらってても思うようによくならず、健康食品に頼る人も多いのですが、薬で治らない病気は、化学物質が原料の健康食品で治ることはありません。

健康食品は、病気の治療代わりにするものでもなく、ふつうの食生活の代わりとなるものでもなく、食生活をサポートする食品として使ってください。

食生活の一部なのですから、「体が喜んでいるな」とか「調子がいいな」と思えば続ければいい。ときには「惰性で飲んでいるだけでは？」と見直すことも必要でしょう。

「これを飲んだらヤセる」は本当？

「これさえ食べれば食事制限なし」「あっという間にヤセる！」といった、気をひく文句で大々的に宣伝されるダイエット食品。なかには短期間でヤセるものもたしかにありますが、その食品をやめるとすぐに戻ってしまうのがほとんどです。ダイエット食品を食べ続けるうちに体を壊してしまう女性もたくさんいます。

体に無理強いして目標体重までヤセたらそれで成功！　ではなく、目標体重を健康的にキープできてこそはじめてダイエットに成功したといえるのではないでしょうか。一日で太ってしまう人はいません。同様に一日でヤセる人もいません。増えすぎた体重は時間をかけて減らすしかないのです。

ダイエット用の健康食品はいつの時代も大人気。しかし、新しい商品ほどもてはやされるのは、「これは本当に効く！」というものがまだ出ていない証拠でもあるのです。ドラッグストアなどで見かける、脂肪燃焼をうたい文句にしている商品は、まだまだ実験レベルのものを、宣伝や広告でうまく注目を集めている傾向にあります。本当に脂肪を燃焼させられるのなら、薬として開発されているはず。それこそ、特別な賞を受賞できるはずです。ヘルシーといわれる健康食品を食べすぎて肥満になっている人もいるので、ご注意を。

正しいダイエット法とは、「腹八分目」と「適度な運動」の２つしかありません。この２つを基本に、自分の食生活には何が過剰で何が足りないのかをしっかりと見きわめ、時間をかけて体質改善をしていきましょう。そのうえで、健康食品が手助けできることは、体の新陳代謝をよくして便を出すことくらいです。「これを飲んだらヤセます」というようなダイエット食品は、存在しないと思ってください。簡単でスピーディな、夢のようなダイエットのうたい文句に出会ったら、「なぜ薬になってないの？」とまず疑ってみることですね。

お試し10

絶対にヤセる健康食品があれば、ノーベル賞もの

間違いやすい医薬部外品、トクホ、栄養機能食品

薬事法および食品衛生法では、私たちの口に入るものはすべて、大きく2つに分けられます。「医薬品」ともうひとつは「食品」です。

広義の医薬品は、いわゆる「薬」と呼ばれるもので、厳密な意味の医薬品と医薬部外品とに分けられます。

厳密な意味の医薬品のほうは、薬局・薬店など、販売の規制がもうけられています。医薬部外品のほうは、一般小売店でも販売が許されています。人体に対する作用の緩やかなもので、前にも書いた健康ドリンク、蚊取り線香や蚊取りマット、脱毛剤、歯みがき剤、日焼けどめクリーム、制汗スプレーなどが、これにあたります。

食品のほうは、一般食品、特定保健用食品（トクホ）、栄養機能食品の3つに大きく分けられます。健康食品は一般食品に含まれますが、法律上の定義はなく、健康の保持増進に役立つ食品として販売・利用されている食品の総称となっています。

お試し11

薬と食品の区分けをしっかり理解しよう

トクホも、栄養機能食品も、健康食品の一部といえます。この2つを総称して「保健機能食品」といい、健康増進法と食品衛生法により定義されます。トクホは、特定の機能成分を含む飲料や、食品形態のもの。栄養機能食品は、ビタミンやミネラルなどを強化した食品のことです。

ところで、サプリメントという言葉がありますが、これも明確な定義はありません。もともとの英語の意味は「補足」。カプセルや錠剤の形をしたものをサプリメントと呼ぶ人が多いようです。

いずれにしても、「区分け」よりは、その食品やカプセル、錠剤にいったい何が含まれていて、何のために手に入れるのかを、私たちひとりひとりがよく見極めることが大切です。

健康食品というのは、あくまでも自分の健康のために、食生活を補って口にする食品です。「何を口にしているのか」は、しっかりと知ってください。

薬と健康食品は違う

健康食品で病気は治せるでしょうか?

答えはノーです。健康食品は薬ではなく、病気そのものを治すことはできません。ただし、健康な人はより健康に、病気の人は病気に負けない体力をつけるという方向に、選び方使い方次第でできます。

健康食品を摂る人の動機はいくつかに分かれます。美容や健康のサポートのほか、慢性病に悩む人たちのよりどころにもなっています。とはいえ、「効く」「効かない」というように、まるで薬のように考えてしまうところは注意したい点です。

事実、私のところにはそういった悩みや質問が殺到しています。私はひとりひとりに、手書きでメッセージを送ります。

それは、少しでも力になりたいという思いと、健康食品を上手に摂ってほしいからです。

いくつか症例をあげましょう。

お試し12

気持ちを前向きにすれば、病気と闘える体がつくれる

症例①　Q&A　健康食品で病気は治せる？

Q

２歳になる息子が難病だと診断されました。治療法はないとのことです。インターネットで「治療薬がないので、自然食品……」という記述をみつけました。発ガン性の高い治療薬の投与も考えていると担当医にいわれ、心配です。健康食品は病気の予防になるでしょうか？

A

ご子息が難病とのこと。大変でしょうが、病名が判っただけでも、とまずは前向きに考えることをおすすめします。ご家族のご苦労もたくさんあるでしょうが、一番つらいのは、ご子息本人です。注意したいのは、いろいろな医師、薬、健康食品、宗教にふりまわされないこと。「医療は必ず進歩するから大丈夫！」とご子息を励まし、健康食品も含めて、本人が「おいしい」「食べたい」というものを選んでください。

過剰な周りの心配は、本人にストレスを与えます。免疫力をあげることで病気の予防にもつながるはずです。

健康食品に副作用はある？

健康食品というのは、本来は食品なので、食べすぎという考え方はあるでしょうが、「副作用」という薬に使われる言葉は使いません。食事同様、食べたらどうなるか心配しなければならないような健康食品は選ばない、ということが大前提です。

細胞が喜ぶ、おいしいと感じる「本物」の健康食品を選んでください。化学物質を寄せ集めたような健康食品を常用していても、体は喜びません。むしろ、肝機能に影響を与えてしまうこともあります。ビタミンCも摂りすぎたら、体に害はなくても、尿がまっ黄色になってしまいます。副作用というか、へんだな、と思ったら、食べるのをやめたり減らしたり、自分の体と相談しながら摂ることですね。

たとえば、自然の素材をまるごと取り入れた健康食品で、その中に食物繊維を含む食材が入っていたら、便がゆるくなることもあります。成分が確かなら、心配はいらないでしょう。

症例② Q&A　おなかがゆるくなってしまいます

Q　肌の悩みから自然の素材をまるごと使った健康食品を飲みはじめました。毎日2粒が目安なのですが、2粒飲んだところ、おなかの調子がよくなりすぎてしまい、いまだに1粒しか飲めません。お肌のために2粒飲みたいところですが、出すぎてしまうのが……。

A　食物繊維をたくさん含む、自然素材の健康食品を飲まれているようですね。

食物繊維が一度に多く入ってくると、腸内細菌バランスがくずれ、人によっては便がゆるくなったり出にくくなったりします。心配はいりません。逆にそれだけ食品として本物なのだと思って、たとえば食事の最中に食べてみたらいかがでしょうか。他の食の素材と一緒になることで、緩和できることもあります。状況をみながら、お好みで粒数を増やしていくのがいいでしょう。

お試し13

必要量は自分の体と調子に合わせる

薬と一緒に飲んでOK?

健康食品を摂っている人のなかには、扱いかたに迷われる人が少なくありません。そのほとんどは、薬を服用しつつ、健康食品でサポートしている場合です。

その健康食品の成分をよく見てください。服用している薬と合わない化学物質でできているかもしれません。

ただし、自然素材からできている健康食品、つまり本物の健康食品の場合は、食事の一部と考えましょう。まず、薬が食前に飲むものなら、健康食品は薬を飲んでから摂ればいいわけです。薬を飲むときの注意、用法用量（食前・食後・食間）を優先して守ってください。

症例③ Q&A ほかにもいろいろ飲んでいるけど大丈夫?

Q　ひざと腰が悪く、現在、接骨院で治療を受けています。そこで健康

お試し14

まずは薬の服用を優先して、健康食品でサポート

A

食品を紹介されました。病院から、精神安定剤、気管支炎の薬、骨粗鬆症の薬など何種類も処方されて服用しています。これらの薬と、健康食品とを一緒に飲んでよいでしょうか？　コンドロイチン硫酸の健康食品も続けていますが、これも一緒でよいでしょうか？

その健康食品の成分が自然のものであれば、問題はないでしょう。ただし、化学物質ばかりの成分なら、担当の医者に相談したほうがよいでしょう。というのも、薬品と適合しない場合があるからです。

また、「健康な体」「病気にならない体」「免疫力のある体」にしてくれるのは、「食」であり、ポジティブシンキングです。健康食品はその手助けです。コンドロイチン硫酸の健康食品が気に入った健康食品なら、楽しく食べることです。ポイントは、薬は薬でしっかりと。あとは「おいしい食が入ってきた！」と細胞が喜ぶ健康食品でサポートしましょう。

病気を寄せつけない丈夫な体はつくれる?

病気になるかならないかは、生まれ持った遺伝子も大きく関わっているようですが、その人の生活習慣はより大きく関わってきます。でも、病気になったからといって、必要以上に落ちこんだり、反省ばかりしては、ほかの病気も引き寄せてしまいます。まずは、病気を知らせてくれているサインが正常に機能していることを認識しましょう。

次に、自分がこうなった原因となる習慣をあらためることが、病気と向き合う近道です。病気になるには、必ず原因があるはずです。胃が痛くなったら、胃薬を服用するだけでなく、胃を丈夫にするような生活を心がけることがたいせつなのです。

症例④ Q&A 何事も悪い方向へつい考えてしまいます……

Q 50代の女性ですが、自律神経失調症と病院で診断されました。とく

お試し15

「後ろ向き」はやめて「前向き」思考で病気をブロック！

に脳にも異状はなく、処方もありませんでした。気力が出なくて、ときどき頭痛もあります。市販の薬で症状をおさえてきましたが、「うつかな」「更年期かな」と毎日心配で、それがストレスにもなってきました。痛みがなく、病気を寄せつけない体は取り戻せるでしょうか。

A

「痛い」「熱が出た」「できものがある」など、体の異常が現象として出ているものは、きちんとした治療を受けることができるでしょう。自律神経は、自分ではコントロールできない神経です。病院で検査をして、異状がなくても、さまざまな症状が出るのが特徴です。

原因がわからない症状は、自身の気持ちが大きく左右します。

自分に合った本物の健康食品（本物の意味は66ページでも書きました）を試してみるのもおすすめです。それで、少しでも気力や体力が出てきたら、自分の体が変わってきたというサイン。まずはそれを喜ぶことからがスタートです。

健康食品は何でできている？

健康食品の原料はじつにさまざま。事実、ありとあらゆる材料の健康食品が存在するからです。

自然の食物だったら、トマト、ハト麦、玄米、アロエ、鮫の軟骨、鶏のトサカ、ブルーベリー、ニンジン、シイタケ、ウコン……あげていったらきりがありません。

まず、食の原点に戻ってみましょう。食べることは、生きていくための行為です。せっかくのチャンスですから、「おいしい」といえる時間にしたいものです。高級料理でなくても、体が満足することがおいしさです。

健康食品も同様です。

体に不足しているものは食材の薬効からさがしてみるのも手です。食事で摂れないものをサポートする、という摂り方も、健康食品の役目のひとつといえます。

症例⑤　Q&A　高血圧に効く健康食品はある？

Q　自然食材でできた健康食品を愛用しています。これまで風邪のひきはじめ、下痢、口内炎などに効果がありました。母が降圧剤の副作用で不具合になっているので、その食品をすすめました。夫の高血圧の治療が始まります。この健康食品は高血圧にも効くでしょうか？

A　愛用なさっているのは、自然食材まるごとでできた〝本物〟の健康食品ですね。きっとその食品が足りない成分であり、体が喜んだのでしょう。そのようにお考えください。お母様の高血圧についてですが、これも健康食品が効くことはありません。血圧はちょっとしたことで変化しますし、一喜一憂せず、自分に合った体調や数値が安定すれば、とお考えください。ご主人に対してもまずは高血圧の薬を服用しながら、「効く」というより「体にいい」くらいの言葉にして、本物の健康食品をすすめてみてはいかがでしょう。

お試し16

自然食材をまるごと使った体が喜ぶ健康食品が本物！

博士のひとことタイム ③

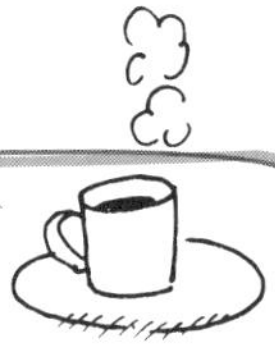

「ガクン」にならないための養生

江戸時代の儒学者、貝原益軒による『養生訓』は、元気に長生きするコツを書いたものです。「養生の道は、中を守るべし」という一文がありますが、これはつまり、中庸＝ほどほどに、ということです。

がんばりすぎては、体が悲鳴をあげます。食べすぎては、体が弱ります。眠りすぎては、体が怠けます。何事もほどほどが肝心なのです。もちろん、長い人生のなかで、がんばらなくてはならない場面もあるでしょう。

けれども体は一生の道連れ。いたわりながら、一歩一歩進んでいけばいいではないですか。

無理はガクンを引き寄せます。働きすぎや、食べすぎ、眠りすぎは体に逆効果となります。怠けすぎたり、食べなさすぎたり、眠りをとらなさすぎたりもまたガクンを引き寄せるもと。ちょっとした体の不調を気にしすぎるのもガクンを自ら呼び込んでしまいます。ほどほどを心がけましょう！

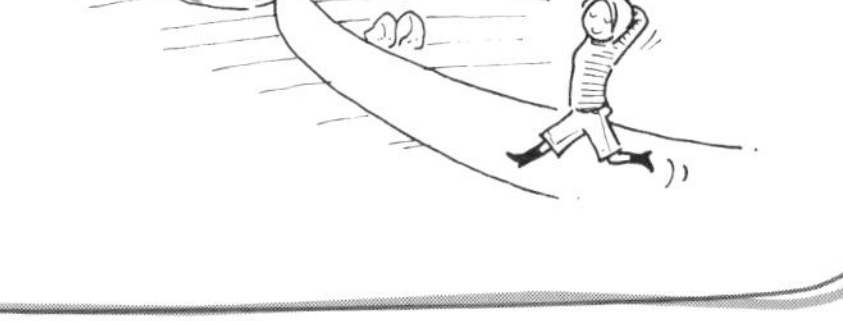

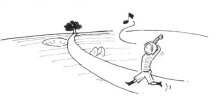

第3章

食べて「ガクン」を追い出そう

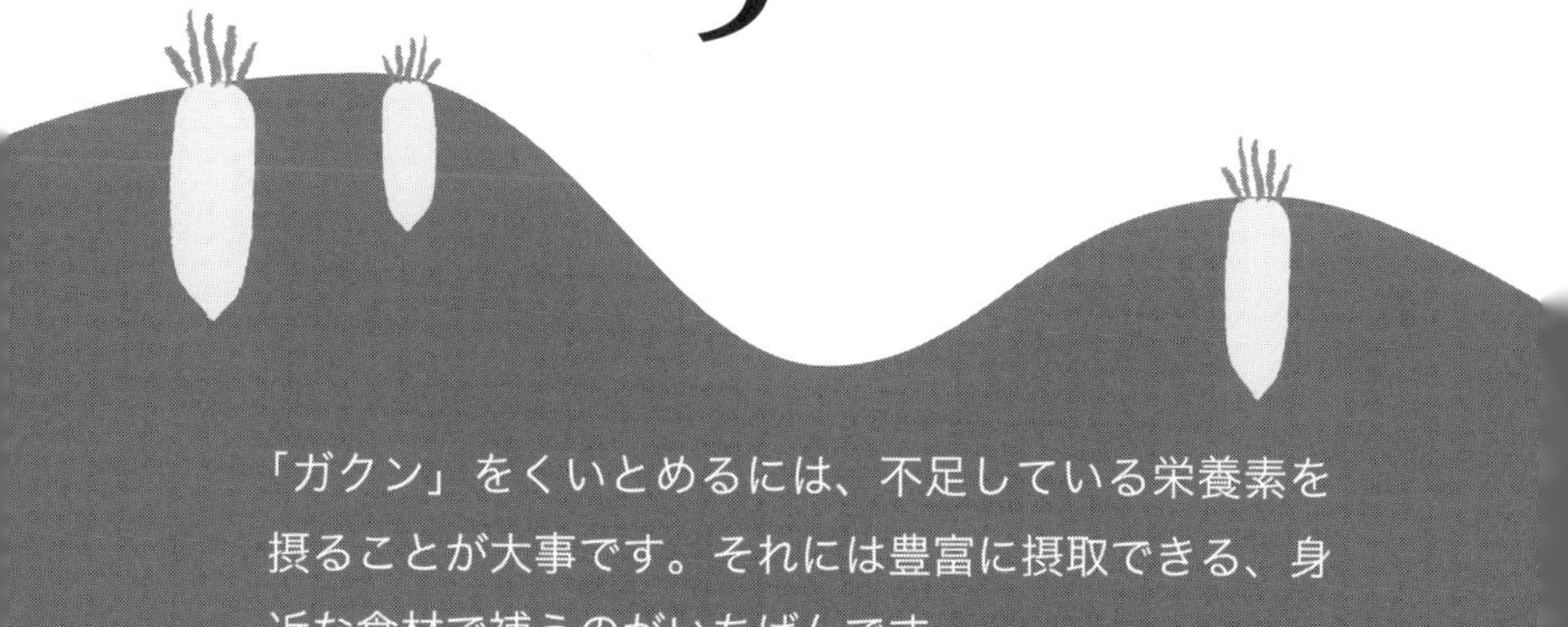

「ガクン」をくいとめるには、不足している栄養素を摂ることが大事です。それには豊富に摂取できる、身近な食材で補うのがいちばんです。

「ガクン」をくいとめる食事をしよう

この章では、ガクンをくいとめる方法について、「食べる」という観点からみていきましょう。

年を経るごとに体を気遣い、あまり食べなくなる人が多いのですが、肝心な栄養素が不足してしまい、かえってガクンを引き寄せてしまうというケースも意外と多いのです。誰にでもすぐできて効果があらわれるのが、食事の見直しによる栄養不足の解消なのです。

まず、**肥満ガクン**について。これを防ぐには、食べすぎないことはもちろんですが、そのバランスもしっかり考え、さらに体をよく動かすことが基本です。間食はやめ、糖分や脂質の摂りすぎに注意。体についた余計な脂肪分を燃焼させるため、たんぱく質（肉・魚・牛乳・大豆など）やビタミンB_1（シイタケ、レバーなど）をしっかり摂りましょう。

白髪・抜け毛ガクンに必要なのは、ヨード（昆布類）やたんぱく質（大豆、卵、肉、魚、牛乳など）。

お試し17

ガクン世代に足りない栄養素は、良質なたんぱく質！

冷え性ガクンに必要なのは、たんぱく質。脂肪がつくと血のめぐりが悪くなり、冷え性を引き起こすので、体の保温を助けてくれる肉類など、たんぱく質を摂りましょう。

肌ガクンには、たんぱく質、ビタミンCを。また、「若返りビタミン」の異名を持つビタミンEは、老化を防止するといわれ、血行をよくし、冷え性やシミも防ぎます。ヒマワリ油やアーモンド、抹茶などに含まれています。甘いものの摂りすぎも要注意ですが、塩分の摂りすぎにも気をつけてください。うす味を心がけながら知らず知らず塩分過多になっていませんか？

こうして見ると、どのガクンにも共通して必要なのは、「たんぱく質」だということがわかります。とくに、40歳をすぎてからのたんぱく質は、鶏のササミなど脂肪の少ない肉類や、豆類など良質なものを摂るといいでしょう。

毎日の食卓にぜひ、一品取り入れてください。

6大栄養素をおさらいしよう

食べものを口から入れると、それぞれが体の中でいろいろな働きをします。それは、食品に備わっている成分が持ち味をいかした働きです。体を動かしたり、体の材料としてとても重要です。

おもなものに、炭水化物、たんぱく質、脂質、ビタミン、ミネラル、食物繊維があり、これらを総称して6大栄養素といいます。このうちのどれが不足しても、ガクンは必ずやってきます。

日頃の食生活のなかで、いかにバランスよく摂るかが、イキイキと暮らしていく土台になるのです。

①炭水化物

②たんぱく質

③脂質

④ビタミン
- **水溶性…ビタミンB_1、B_2、B_6、B_{12}など**
- **脂溶性…ビタミンA、D、E、Kなど**

郵便はがき

料金受取人払郵便

代々木局承認

5575

差出有効期間
平成23年1月
18日まで

151-8790

243

東京都渋谷区千駄ヶ谷4-9-7

株式会社 幻冬舎メディアコンサルティング

「老いない食べかた」係行

本書をお買上げいただき、誠にありがとうございました。今後の出版の企画などの資料として活用させていただきますので、アンケートにご協力ください。アンケートにお答えいただいた方の中から抽選で、毎月10名様に500円分のQUOカードをお送りします。当選の発表は発送をもって代えさせていただきます。ご記入いただいた個人情報は、許可なく他の目的で使用することはありません。

お名前（ふりがな）　□男・□女	
ご住所　〒	
メールアドレス	
生年月日　19　年　月　日	ご職業
業種	役職

1 本書を知ったきっかけは？ あてはまる答えに○を付けてください。

a 書店で見て　　b 新聞で見て（掲載紙名　　　　）

c 知人にすすめられて　　d 雑誌で見て（掲載誌名　　　　）

e プレゼントされて　　f インターネットで見て（HP・メルマガ・ブログ）

2 本書を購入された理由は？ あてはまる答えに○を付けてください。（複数回答可）

a タイトルにひかれた　　b 内容・テーマに興味があった

c 著者に興味があった　　d デザインにひかれた

e 話題となっているから　　f 値段が手頃だった

g その他（　　　　）

3 本書の評価は？ あてはまる答えに○を付けてください。

タイトル	a 非常に良い	b 良い	c 普通	d 悪い	e 非常に悪い
デザイン	a 非常に良い	b 良い	c 普通	d 悪い	e 非常に悪い
内容	a 非常に良い	b 良い	c 普通	d 悪い	e 非常に悪い
価格	a 非常に安い	b 安い	c 普通	d 高い	e 非常に高い

4 好きな本のジャンルは？ ＿＿＿＿＿＿＿＿

5 本書の感想をご自由にお書きください。

＿＿＿＿＿＿＿＿

＿＿＿＿＿＿＿＿

＿＿＿＿＿＿＿＿

＿＿＿＿＿＿＿＿

＿＿＿＿＿＿＿＿

幻冬舎メディアコンサルティングよりメールマガジンなどの案内を送付してもよろしいですか？

□可　□不可

お寄せいただいたご感想を広告等に掲載してもよろしいですか？

□実名で可　□匿名なら可　□不可

ご協力ありがとうございました。

⑤ミネラル…カルシウム、マグネシウム、鉄、亜鉛、銅、マンガン、クロム、ヨウ素、ナトリウム、カリウム、リンなど

⑥食物繊維

日本人の摂取傾向をみてみると、糖質や脂質の摂りすぎによって、太りすぎや生活習慣病を招き、肥満や糖尿病、高脂血症などが若年層にまで広がっています。貧血や骨粗鬆症がふえているのは、ミネラル不足にもよるようです。日本人はカルシウムが不足しがちといわれますが、牛乳をうまく消化できない体質の人が多いので、野菜のカルシウムも活用したいものです。また、脂溶性ビタミンは血管に吸収されず体内に残るので、摂取過剰になりやすいといわれます。

食物繊維は、根菜や豆、海藻などに多く含まれていますが、最近は朝食抜きや和食をつくらない人がふえたため不足し、便秘気味の人も多いようです。

お試し18

糖質・脂質の摂りすぎやミネラル不足に気をつけよう

6大栄養素が不足すると……

では、6大栄養素の働きは覚えていますか？　その働きとともに、不足したときのガクンの症状も覚えておきましょう。

①炭水化物（糖質）

体内で炭酸ガスと水に分類されるとき、エネルギーを生産します。不足すると基礎体力が低下して、疲労や肌あれなどのもと。炭水化物からつくられるブドウ糖をエネルギーとする脳にもダメージが。

②たんぱく質

筋肉や血液など、いのちのもとを構成。不足すると脳の働きが低下、疲労、肌あれ、貧血などさまざまな症状が起こります。食品からしか摂れない必須アミノ酸が欠けると、体内でたんぱく質が形成できません。

③脂質

体のエネルギー源。ホルモンや胆汁もつくり、ビタミン類の吸収にも役立ちます。ただし、摂りすぎは肥満のもとに。

お試し19

6つの栄養素。どれが欠けてもガクン到来

④ビタミン

皮膚を丈夫にするビタミンA、炭水化物やたんぱく質の代謝になくてはならないビタミンB群、免疫力を高め、美容にも大切なビタミンC、カルシウムの吸収を助けるビタミンD、抗酸化作用のバツグンなビタミンEなど。これらのビタミンが不足すると肌が乾燥し、疲れがとれにくくなります。また、抵抗力が落ちるので、風邪も引きやすくなります。

⑤ミネラル

骨や歯を強くするカルシウム、全身に酸素を運ぶ鉄分、筋肉収縮や体温・血圧調整をしてくれるマグネシウムなどが含まれます。不足すると骨や歯がもろくなったり、手足のふるえの原因にも。

⑥食物繊維

高脂血症や糖尿病などの生活習慣病を予防し、便秘解消にも。便の材料にもなります。

６大栄養素をどう摂ったらいい？

６大栄養素が、それぞれどんな食物に含まれているのか、摂り方のポイントとともに見てみましょう。

必要な量は、年齢や仕事量など人によって違います。ここでは、成人女性を対象にした目安を紹介します。

①炭水化物（糖質）

一日に摂るべきエネルギーは、炭水化物から60パーセント、たんぱく質から15パーセント、脂質から15パーセントがベスト。炭水化物は一日に３００ｇくらいを目安に。砂糖はひかえめに、穀物、イモ、豆などのでんぷん質を多く摂るようにしましょう。

②たんぱく質

体重１ｇにつき、１・０〜１・２ｇが必要。体重50kgの人なら50ｇは摂りましょう。良質なたんぱく質は、食物からしか摂れない必須アミノ酸から。肉、魚、卵、牛乳、チーズ、大豆などに含まれます。

③脂質

一日に40～50g必要です。摂りすぎると太りますが、少なすぎると、若々しさを損ないます。動物性脂肪と植物性脂肪と魚類の脂肪とを、4対5対1の割合を目安にして摂るのがベスト。

④ビタミン

ビタミン不足のダメージは大きいので、毎日の食事に加え、健康食品もときには活用しましょう。油や水に溶けやすいので新鮮な食材を。ビタミンB、カロテンを多く含む緑黄色野菜類は油を使って吸収率アップ。

⑤ミネラル

海藻や魚などに豊富に含まれます。ファストフードや加工食品の過食はミネラル不足に。とくにナトリウム（食塩）とリンは摂りすぎに注意。

⑥食物繊維

水溶性と不溶性あり。果物や海藻などから摂りましょう。

お試し20

一日に必要な栄養素の種類と量を知っておこう

足りない栄養素は本物の食品と健康食品で

自分のガクンは、何かを知ること。

実はこれ、自分に足りない栄養素を知ることでもあります。

たとえば、主食を玄米に替えればさまざまな栄養素を摂ることができるでしょう。野菜や果物を食べる習慣にすると、ビタミン類や酵素を摂ることができるでしょう。

とはいえ、本来の「食」で摂ることができればベストですが、毎日となると大変です。そういうときは、「食」に限りなく近い本物の健康食品で手軽にしっかり補うことが現代人にとって正しい選択です。

ただし、何度も書きましたが、健康食品とはいえ、細胞が喜ばないと絶対に免疫力はアップしません。

さまざまな健康食品が出ていますが、自分に適したものを見きわめて選ばないと逆効果となります。そして、食べすぎを心配するようなものは決して選ばないこと。

お試し21

自分に足りない栄養素は食品と健康食品でWブロック！

栄養素を集めただけの健康食品のみを常食すれば、肝機能がやられることもあります。ラベルなどに書かれている目安はあくまでも目安なので、量は自分で決めることです。

本物の健康食品というのは「食品」ですから、自分の体調と相談しながらなら、どれだけ食べてもかまわない、ということになります。

ただし、体によさそうだからといって、大量に召し上がる方がいますが、それも要注意。おいしくても、食べすぎは体の負担となります。

そこで、次のページから、足りない栄養素をどのように補うかをチェックしてみましょう。体のあちこちに「ガクン」がきていれば、それだけ栄養素が足りていないことになります。

たとえば、もしあなたが「疲れがとれない」と感じていたら、それこそ栄養素が足りていない証拠。人の体はダメージを受けると、必ず何らかのサインを出すものだと覚えておいてください。

ビタミンB群は玄米で補う

ビタミンB群の不足は、末梢神経の修復をとどこおらせ、**肩こり**や**神経痛**の原因にもなります。「いつまでも疲れがとれないな」と思ったら、ビタミンB群の不足を疑ってみてください。

ビタミンB群には、体の調子を整え、炭水化物をエネルギーに変える働きがあります。発見当初はビタミンBは1種類だと思われていました。今では、ビタミンB_1・B_2、ナイアシン、パントテン酸、ビタミンB_6・B_{12}、葉酸、ビオチンの8種類がわかっています。

なかでもビタミンB_{12}には、赤血球をつくり、傷ついた神経細胞を治してくれる大切な役目があります。これが不足すると、悪性貧血となり、**頭痛**や**立ちくらみ**がおこります。ビタミンB_{12}の不足が貧血を引き起こすと知られていなかった昔は、鉄分を補う治療のみだったので、死に至るケースさえ少なくありませんでした。

玄米には、このビタミンB群がたっぷりと含まれています。胚芽部分には、ビタミンB_{12}をはじめ、B_1、B_2、B_6が含まれているうえ、ビタミンA・E、ニコチン酸、パントテン酸、プロビタミンCなど、たくさんの体にいい成分が含まれているのです。

玄米というのは、稲からもみ殻を取り除いた状態の米。白米はぬかと胚芽の部分を精白したものです。食べる際にはしっかり噛んで、唾液中のアミラーゼという酵素で、玄米のでんぷん質をしっかり消化させるのがコツです。

胃腸の弱い人には、発芽玄米や胚芽米、七分づき米から始めるのがよいでしょう。白米は芽が出てきませんが、玄米は芽が出る生きた食べものなのです。十分な栄養価値が胚芽に存在します。

栄養を取り入れるには、おかゆや雑炊がおすすめ。弱ったときの体力回復にはもってこいです。漢方でも、胃や消化器系を丈夫にする食として体質改善に使われています。

お試し22

玄米をしっかり噛んで、栄養をまるごと味わおう

ビタミンCは葉物の野菜で補う

「美容」といえばビタミンC、というくらいに、**美肌**には欠かせないビタミンです。コラーゲンの生成を行い、皮膚を若々しく保ちます。メラニンの生成を抑えるので、シミやソバカスといった、肌の色素沈着も防ぎます。

また、過度なストレスがかかると分泌されるコルチゾールを処理してくれます。**風邪の予防**にも最適です。さらに、鉄分を吸収するのを助けるので、**冷え性**や**貧血**にも効果があります。

ビタミンCが不足すると、肌のハリがなくなり、歯ぐきから出血しやすくなったり、**歯**や**骨**がもろくなったりします。強いストレスや喫煙によって大量に消費されてしまいます。

ビタミンCを摂るには、ミカンなどの柑橘類がいいことはよく知られていますが、野菜類にも含まれていることをご存じでしたか？　なかでも、葉物野菜であるホウレン草、小松菜、水菜は、ビタミンCが豊富でおすす

お試し23

葉物野菜は冬が旬。乾燥肌をみずみずしく保ちます

めの野菜です。冬場が旬で、霜にあたると味がいっそうよくなります。寒さや乾燥でカサカサになりがちな冬の肌、とくにひび、あかぎれ、しもやけといった肌トラブルを防ぐ野菜として、昔から重宝されてきたのです。おいしく食べられるものを選べば、積極的に摂取できるでしょう。

紹介した葉物野菜のなかの水菜は、京都で古くから栽培されていて「京菜」とも呼ばれます。京都・壬生で採れるものはミブナと呼ばれ、葉に切れ込みがないのが特徴です。肥料を使わず、水と土とで栽培されるので、水菜という名がついたとされます。

味にはアクがなく、肉のくさみも消してくれるので、煮物や鍋物にするとたくさん食べられます。シャキッとした歯ごたえを残すためにも、加熱に弱いビタミンCを失わないためにも、火を通しすぎないようにしてください。生で食べると体を冷やす作用がありますので、冷え症の人は生で摂りすぎないようにしましょう。

ビタミンEはナッツで補う

ビタミンEといえば、**アンチエイジング**のビタミンとして知られます。それは、体のサビともいうべき、活性酸素による過酸化脂質の増加を防ぎ、血のめぐりもよくしてくれるからです。

実はこのビタミンは、足りなくなると不妊になることから発見された成分で、不足した状態が続くと、ホルモンのバランスがくずれます。それは、**月経不順**や**生理痛**にもつながっていきます。妊娠中にはとくに欠かせないものなのですが、摂取しすぎると流産しやすくなるので、ほどほどに。

またビタミンE不足は、**血行不良**や**肩こり**、**腰痛**も引き起こします。増えた過酸化脂質が、内臓や血管に定着してしまい、そのままにしておくと**動脈硬化**や**心筋梗塞**にもなりかねません。**糖尿病**や**高血圧**などの**生活習慣病**や**痴呆**のきっかけにもなります。

ビタミンEを多く含むのはナッツ類。ピーナッツ、アーモンド、カシューナッツ、クルミなどです。これらナッツ類は栄養価が高く、少量でもバラ

お試し24　アンチエイジングの代表格、ナッツ10粒で体のサビとり完了

ンスよくエネルギー摂取ができます。たくさん食べると高エネルギーで消化されにくいので、一日に10粒程度にしておいてください。酒のおつまみとして、よくナッツ類が出てきますね。それは、ナッツ類が胃壁に膜をはってアルコールの吸収をおさえるので、肝臓への負担が少なくなり、**二日酔い**を防止してくれるからです。

加熱しても栄養分が損なわれにくく、味のアクセントとして料理やお菓子に使うのにぴったりです。酸化しやすいので、できれば殻つきを買って、密閉容器に入れて冷暗所で保存してください。古いナッツ類は下痢や老化のもとになりますし、カビには発ガン性の高いアフラトキシンという物質が含まれていますから、要注意！

おいしいからといってムシャムシャ食べすぎは禁物。古くなったナッツは捨ててください。

鉄分はレバーで補う

鉄分は、新しい血液をつくるのに欠かせないミネラル。血液中の赤血球に含まれるヘモグロビンの成分で、全身に血を運びます。これが不足すると、**貧血**になりやすくなります。ことに女性は、月経によって鉄分が血とともに失われてしまうので、積極的に補いたいものです。鉄分は体内では生成できません。食物からしっかり摂りましょう。

鉄分には、動物性食品に含まれる「ヘム鉄」と、植物性食品に含まれる「非ヘム鉄」があります。吸収がいいとされるのはヘム鉄のほうで、ヘム鉄を含む食品の代表格がレバーです。レバーは、牛・豚・鳥の肝臓のこと。良質の鉄分や亜鉛といったミネラルのほか、たんぱく質、ビタミンA・B_1・B_2・C・パントテン酸を含んでいます。ほんの1切れで1日に必要なビタミンAが摂取できます。老化防止にうってつけの鉄分は、レバーの代名詞ともいえるほど豊富です。

栄養があるうえに低エネルギーなので、レバーはダイエット中の栄養補

お試し25

レバーはほんの1切れでも若返りの栄養がたっぷり

給にもおすすめです。きのこや海藻など食物繊維の豊富な食品といっしょに食べると、血管を狭くする悪玉コレステロールが排出され、新しくつくられた血液が体じゅうをめぐります。また、赤血球は葉緑素と構造がよく似ていますから、緑黄色野菜とともにレバーを食べると、吸収力がアップします。

料理の前には流水でよく洗い、表面に付着した細菌を洗い流します。クセをとるため、水や牛乳につけて「血抜き」をする場合は、栄養分が流出してしまわないよう30分以内に。鮮度がおちるとくさみが気になります。食べすぎると、鼻血や腹痛といった症状が出ることもあります。新鮮なものを、食べる分量だけ買うようにしましょう。

女性に多い貧血の90パーセントが、この鉄分不足だといわれます。症状があらわれてこない潜在的鉄分欠乏症の人も案外多いので、しっかり摂取してください。

カルシウムは小松菜で補う

外見からと体の中からもわかる「ガクン」には、カルシウム不足があげられます。カルシウムなどのミネラルが、どれだけしっかりと骨に詰まっているかを測る「骨密度」検査でもおなじみです。

この検査では、いわば、「ガクン」がどれだけ進んでいるかがわかります。とくに女性は閉経すると、女性ホルモンが減少し、骨密度も低くなってしまいます。体のなかではつねに新しい骨はつくられていますが、骨を丈夫に維持する働きをするこのホルモンが減少することで、代謝が追いつかず**骨がスカスカ**になってしまうのです。

成長期はもとより40~50代の女性にとって、カルシウムはとくに意識して摂らなければいけない栄養素といえます。

カルシウムといえば、牛乳や乳製品、小魚があげられますが、野菜にも含まれます。野菜のカルシウムは吸収もよく、乳製品が苦手な人にはおすすめです。

お試し26

小松菜には吸収がよいカルシウムがたっぷり

体に必要な栄養素は、できるだけ食べもので摂るほうが望ましいのです。とりわけ小松菜のカルシウム量はダントツです。小松菜1／3束のカルシウム量は、同じ緑黄色野菜のホウレン草が3束必要となるほどです。植物油やゴマと組み合わせて調理すれば、ガン予防にもなります。血行をよくして冷えをとってくれるので、炒めものに煮ものにあえものにと活用しましょう。関東では小松菜は縁起のいい食べもの。これを食べると長生きできると、昔から正月のお雑煮に入れて食べ続けてきました。

カルシウムを多く含む野菜

（1回使用量あたり）

野菜	分量(g)	概量	含有量(mg)
えだまめ	50	20さや	45
おかひじき	100	1パック	160
オクラ	50	5本	47
かぶの葉	50	-	115
キャベツ	100	2枚	43
小松菜	**100**	**1/3束**	**290**
ごぼう	100	1本	49
さやいんげん	50	5〜10本	30
さやえんどう	50	20〜25本	32
春菊	100	1/2束	90
だいこんの葉	50	-	105
チンゲンサイ	100	1株	130
つるむらさき	100	1/2束	200
長ねぎ	100	1本	47
菜の花	100	1/2束	150
にら	100	1束	50
にんじん	100	1/2本	39
ブロッコリー	100	1/3株	49
ほうれんそう	100	1/2束	55
モロヘイヤ	100	1袋	298

（社団法人全国野菜需給調整機構）

酵素はフルーツで補う

酵素は食べものの消化を助けます。酵素が不足すると、消化不良になって、**胸焼け**や**胃炎**で苦しむことに。暴飲暴食をしょっちゅうしていると、体内の酵素を使いすぎて、**ガン**や**心不全**、**糖尿病**といった大きな病気につながってしまいます。

というのも、酵素には免疫力を高める働きがあるため、酵素不足によって免疫力も落ち、ガクンが進むからです。

酵素は、フルーツや生野菜で摂ることができます。なかでも、南国産のフルーツには、酵素がたっぷり。キウイ、パイナップル、パパイヤなどです。これらのフルーツはたんぱく質の分解酵素が豊富なので、肉質をやわらかくしてくれます。肉料理のソースや下ごしらえによく使われるのは、そのためです。肉料理の消化も助けるので、ステーキや焼き肉のあとのデザートにぴったりです。食感もさっぱりした甘さなので、好む人も多いようです。

キウイなら1個半、パパイヤなら1個食べれば、成人一日分のビタミンCを摂ることができます。ビタミンCはコレステロールの酸化を抑えるので、血管を丈夫にし、体を内側から若々しくしてくれます。そのうえ、ナトリウムの排出をうながすカリウムもたくさん含んでいるので、塩分を気にする**高血圧**の人にとっても、うれしいフルーツです。

パイナップルには、プロメリンというたんぱく質分解酵素が含まれています。食べすぎると、舌がひりひりするでしょう？　あれは酵素の働きなのです。

酢豚にパイナップルが入っているのはなぜだかわかりますか？　胃腸でのたんぱく質の消化を助けて吸収をよくするためなのです。

完熟前のフルーツは、冷蔵庫にしまう前に室温で熟させ、酵素量をアップさせましょう。リンゴと一緒にビニール袋に入れ、密閉しておくと、早く食べごろになってくれますよ。

お試し27

肉を食べるなら、完熟フルーツの酵素でおなかスッキリ！

ベータカロテンはニンジンで補う

ベータカロテンは、体のなかで悪さを働く活性酸素を取り除いて、ガクンを防いでくれます。**心筋梗塞**や**脳卒中**を予防できる成分として注目され、**動脈硬化**や**ぼけ防止**にも期待を集めています。

ベータカロテンは、体内で必要な量だけビタミンAに変化します。ビタミンAというのは、肌を日差しや乾燥から守り、髪の毛や爪を美しく保ってくれる、女性にとっては大切な栄養素。「目のビタミン」ともいわれて、目を保護する「ムチ層」をつくり、潤いを保つことで**ドライアイ**や**疲れ目**、**夜盲症**にも効きめがあります。さらに、粘膜をつよくするので、外敵が体内に侵入するのを防ぎ、免疫力をアップしてくれます。ガクン防止になくてはならない栄養素なのです。

ビタミンAに変化しなかった残りのベータカロテンは、抗酸化物質として働きます。ですから、「摂りすぎて肝臓によくないのでは?」などと気にする必要はありません。

お試し28

ガクン防止の筆頭、カロテン。体力回復にも効果的

カロテンの名は、ニンジンの英語キャロットからきています。ということは、ニンジンはベータカロテンを含む食べものの代表選手。あの鮮やかな赤い色は、カロテンの色なのです。ニンジンはアフガニスタン原産で、江戸時代に日本に伝えられたとか。ベータカロテンはニンジンの皮のすぐ下に含まれているので、できるだけ皮をむかずに調理してください。また、油に溶けると、体内への吸収度がアップします。グラッセやサラダにして、揚げものやハンバーグなどに添えるといいですね。病中病後の人は、スープやシチューにすると食べやすく、体力回復を手助けしてもらえます。

ところで、生のニンジンには、ビタミンCを壊す酵素が含まれていますからミックスジュースにするときは、酢やレモンを１～２滴おとして、酵素の働きをやわらげましょう。

また、カロテンは、小松菜、ニラ、シソ、サツマイモなど多くの緑黄色野菜にも含まれています。

ルテインはホウレン草で補う

　ルテインは、抗酸化作用をもつカロテノイドのひとつ。野菜や果物に含まれる色素で、緑黄色野菜に多く含まれています。

　パソコンのモニターや蛍光灯など、人体に刺激の強い人工の光を吸収してくれる働きをもっています。人工の光のなかでも、もっとも細胞に与えるダメージの大きいのは、青い光。ルテインは、この光をブロックしてくれるのです。

　目の水晶体や網膜の中心である黄斑部でルテインの量が少なくなると、目にいろいろなトラブルがおきてきます。近年の研究からも、視界がかすんだりぼやけたりする**白内障**や、加齢により視野が狭くなる**黄斑変性症**といった眼病の要因となることがわかってきました。視界に黒い蚊のようなものが飛んで見える**飛蚊症**も、ルテイン不足が原因のひとつなのです。

　ホウレン草のルテインは、長時間パソコンやテレビの画面を見続けたときの**疲れ目**や、眼病予防にとりわけおすすめです。

お試し29

青い野菜の色素は、疲れ目の強い味方

ホウレン草は緑黄色野菜の代表として、ルテインばかりか、ほかの栄養もたっぷり含まれています。ビタミンＡ・Ｂ群・Ｃ・Ｅ・Ｋ、乳酸菌を増やして二分脊椎症を防ぐ葉酸、血液をつくる鉄分、マグネシウム、リンといったミネラルもいっぱいのすぐれものなので、摂らない手はありません。ポパイはホウレン草を食べると元気モリモリですが、あながち大げさとはいえないのです。

ルテインには、抗酸化物質としての働きも期待されています。ホウレン草を、ビタミンＥを含むゴマやカボチャなどと一緒に食べると、ガクンのもとの活性酸素は逃げていきます。**ガン予防**にもなるありがたい野菜なので、毎日でも食べたいものです。

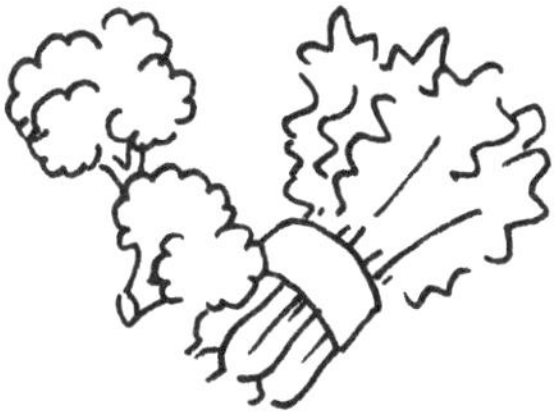

リコピンはトマトで補う

ニンジンの赤がカロテンの赤なら、トマトの赤はリコピンの赤です。リコピン——聞きなれない人も多いでしょうが、活性酸素を取り除き、**ガン予防**に効果ありとされる物質です。「トマトが赤くなれば、医者が青くなる」といわれるように、まっ赤なトマトはまさに健康のシンボルです。

リコピンが取り除いてくれる活性酸素とは、肺から入ってきた酸素を体内に取り込むときに必ず起こる化学反応でつくられますが、余った活性酸素が体の中にたくさん残っていると、健康な細胞を傷つけてしまいます。それは、**全身のだるさ**のもとになるばかりか、**生活習慣病**やガンを引き寄せるもとにもなります。

リコピンが活性酸素を取り除く力はベータカロテンの倍以上といわれ、ガンを抑止する薬効が期待されているところです。「トマトジュースを飲ませたラットは発ガン率がグンと低くなった」という実験結果もあるくらい、トマトにはリコピンがいっぱいなのです。

お試し30

まっ赤な野菜で、たまった活性酸素をノックアウト

ガクンを防ぐビタミンCもEも、トマトにたくさん含まれています。お肉や乳製品と一緒に食べると、**日焼け**などでダメージを受けたガサガサお肌をツルツルお肌に戻してくれます。トマトは、造血作用も助けるため、**疲労回復**や**貧血予防**もしっかりしてくれますよ。また、カリウムも含まれ、余分な塩分を体から追い出して、血液をサラサラにしてくれるので、**高血圧**気味の人はせっせと食べましょう！

また、トマトは加熱すると、味にまろやかさが出ます。食品の旨み成分のひとつであるグルタミン酸が含まれ、ケチャップやトマトピューレなどとしても、料理に欠かせません。

とくに旬の夏場には大活躍。トマトのさわやかな酸味が**胃の張り**や**胸焼け**などの不快感をさっぱり取り去ってくれますし、食欲を回復させて**夏バテ**を防いでもくれます。ビタミンを逃さず摂ろうと思ったら、そのまま冷やして食べるのが一番です。

ベータグルカンはきのこ類で補う

きのこの種類は何種類あると思いますか？　100？　500？　いえいえ、そんなものではありません。日本で確認されているきのこだけでも5万種類もあるそうです！　シイタケ、マイタケ、エノキダケ、シメジ、マツタケ……食用や薬用として食べられているきのこはおよそ300種類。次々と新種も出回っています。それだけきのこは昔から、体にいい食べものとして親しまれてきたのですね。薬として、またときには毒としてもさまざまな効果が明らかになってきました。

きのこ類、なかでもアガリクスにたくさん含まれているベータグルカンは、水に溶けることのない食物繊維のひとつです。腸内の善玉菌をふやし、腸を刺激して体に有害なものを追い出してくれます。**便秘**を防ぎ、代謝を活性化してくれるため、腸が元気になります。それは肌のツヤやハリにもつながっていきます。腸がガクンだと、お肌もガクン！　ですからね。

また、ベータグルカンは、**免疫力**を高めて健康を保ってくれます。**スト**

お試し31

免疫力がアップするきのこは鍋や炒めもので!

レスは誰にでも生じますが、加齢とともに、ストレスに立ち向かってくれるNK（ナチュラルキラー）細胞が減っていきます。ベータグルカンを補って、細胞の元気を取り戻し、ガクンを追い出そうではありませんか。

きのこ類には、ベータグルカンのほかにビタミンB_2やDもいっぱい。水分が多くてローカロリーのため、ダイエット食品として愛用する女性もたくさんいます。おいしくてローカロリーなら、一石二鳥ですね。血中コレステロールや中性脂肪も減らしてくれるので、**動脈硬化**や**糖尿病予防**にもなります。

体内でつくることのできない必須脂肪酸のリノール酸も含むので、**痴呆予防**にも効果が期待されています。体を冷やす性質があるので、鍋もの、炒めものでたっぷりと召しあがれ。

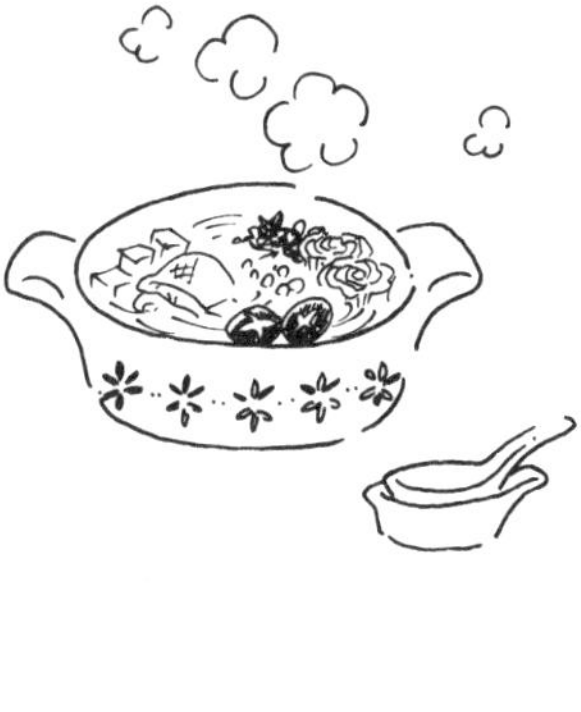

クルクミンはターメリックで補う

鮮やかな黄色い色素を持つクルクミン。カレーのスパイスにも含まれていて、タクアンの色づけにも使われます。クルクミンには抗酸化作用があります。

クルクミンはターメリックでもしっかり摂れます。ターメリックは日本ではウコンと呼ばれています。**うつ**をとり払う金色の薬、「うつ金」というわけです。沖縄では琉球王朝以来ずっと長寿の食べものとしてウコン茶にしたり、料理に入れたりして多くの人に愛されています。

ターメリック特有の土くささがありますから、料理に使うときはよく加熱して食べてください。

お試し32

うつも追い払う金色スパイスは加熱料理に加えるだけ!

アロインはアロエで補う

お試し33

食べれば胃腸スッキリ、切り傷にも効く万能薬の葉

アロエはいろいろな効用を持つ多肉植物で、紀元前から「医者いらず」の植物として親しまれてきました。庭先やベランダに、アロエの青々とした葉をよく見かけますが、これは「キダチアロエ」という種類です。アロエに含まれるアロインは、胃酸量をコントロールする役割があります。

キダチアロエは、園芸店ですぐ手に入りますから、ひと株あると重宝します。葉先をポキッと折ってにじみ出てきた汁は、**切り傷**にも**やけど**にも**おでき**にも**水虫**にもよいとされます。**しもやけ**や**アセモ**に使えます。

免疫力を高める働きもありますから、ガクン防止のために、アロエジュースやアロエ酒はいかがですか？

お試し34

30代からの肌トラブルは内側から解消しなければNG

食材で補いにくいヒアルロン酸

ヒアルロン酸が人生の中で最も多いのは赤ちゃんのときです。赤ちゃんの肌はスベスベ、**腰痛**や**関節痛**もないでしょう。ヒアルロン酸の量こそが、若さのバロメーターかもしれません。ヒアルロン酸は細胞と細胞の間のクッションの役割をしていて、**肌の保水力**も高めてくれます。また、私たちの体の皮膚や目、関節部分の軟骨などあらゆるところに存在し、体の働きをスムーズにしてくれています。**リウマチ**治療として注目されているのもそのためです。

これが減少すると、肌のハリや弾力が失われます。食材では補いにくいので、ヒアルロン酸は化粧品や健康食品から摂ることをおすすめします。

お試し35

関節のギシギシを補給してラクラクに

食材で補いにくいコンドロイチン

コンドロイチンという名前、聞いたことがあるでしょうか？　正式にはコンドロイチン硫酸。コラーゲンとともに私たちの体の結合組織を形づくっています。組織に保水力や弾力性をもたらしたり、代謝を促したりと、ヒアルロン酸やコラーゲン同様、**肌**のガクンの救世主。目の角膜や水晶体がくもらないようにしてくれたり、**関節がギシギシ**しないようにもしてくれます。医薬品としても活用され、治療にも効果が期待されています。

これが減少すると、肌のみずみずしさも失なわれます。食材で補いにくいので、化粧品や、健康食品で上手に摂りましょう。

ただし健康な人が摂りすぎると、造血作用が乱れるので気をつけて。

博士のひとことタイム④

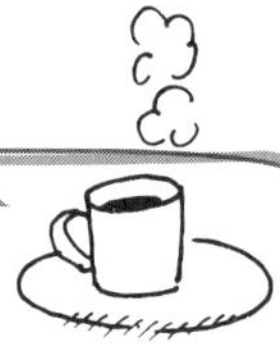

「ガクン」に効く野菜は土から違う

野菜や果物の育て方には、ハウス栽培と露地栽培があります。夏の場合のハウスは、雨を受けないことによって、作物の病害を防ぎ、過剰水分もなくせます。その結果、糖度や品質が上がります。

冬の場合、作物は気温10度以下になると花がおちるので、促成栽培や抑制栽培では保温や加温が必要になります。ハウス栽培は、肥料の蓄積が多くなってしまうので、土づくりが重要なのです。

露地栽培のほうは、夏の雨が多いときは、湿気のためにカビが発生して手間がかかりますが、光合成に必要な光と水がたっぷりなので、自然の味が備わります。

どちらにしても、土づくりが大切です。いい土からできた旬の作物は、病気にかかりにくく丈夫なので、人が食したとき、おいしいうえにガクンも撃退してくれます。野菜も人間も同じです。野菜の細胞が喜ぶような土から育ったものは、肥料＝化学物質で育った野菜とは明らかに違うのです。

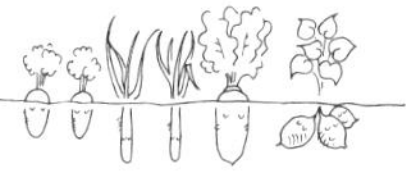

無意識で野菜を選ぶことがないよう、野菜の「顔」を見てみましょう。

第4章

免疫力を高める生活を送ろう

人の体には、攻撃してくる敵と闘う免疫システムが備わっています。気の持ちかたひとつで、アップ&ダウンとなるので、元気になるのも自分次第です。

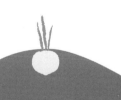

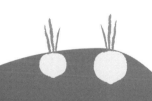

クヨクヨすると免疫力が下がる

クヨクヨの芽を小さくしてストレス軽減

年をとるごとに、体力とともに免疫力もおちていきます。免疫力のピークは20代前後。それ以降は少しずつ下降線をたどり、70歳を過ぎるとガクンと衰えてしまいます。お年寄りが病気になりやすく、風邪をこじらせただけでも命取りになってしまうのは、加齢により免疫細胞の数の減少や、働きが悪くなってしまうからなのです。

免疫力は、年齢だけでなく、ストレスによっても低下します。心が元気でなくなると風邪を引きやすくなったり、リンパ球の働きも鈍くなってしまいます。それはどうしてでしょうか?

私たちの体は、3つのシステムにより健康を保っています。神経系、免疫系、内分泌系（ホルモン系）に分かれますが、ストレスが加わると自律神経が異常をきたし、この3つすべてを乱れさせてしまいます。健康な生活を保つには、この自律神経を安定した状態にしなければなりません。クヨクヨと、いつまでもストレスを持ち続けていると、心身の緊張は高まったままとなります。

ストレスをすべて取り除くことなどできません。それに、少々のストレスはあったほうが「負けないぞ！」というやる気を引き起こしてくれるものです。でも、働きすぎ、疲れすぎ、親しい人の死、いつまでも消えない悩みや心配ごと、解決できない人間関係など、過剰なストレスはどうしても免疫力を低下させてしまいます。

そんなときは自分を落ち着かせる時間をつくり、「時間が解決してくれる」と大らかに構えて、クヨクヨしすぎないことです。

免疫のメカニズムを知ろう

——外敵と闘ってくれる〝免疫〟って？

免疫には、細菌やウイルスのような病気のもととなる微生物やホコリなどの外敵を排除する働きと、ガン細胞のように不要な自分の細胞を排除する働きがあります。私たちが無数の細菌やウイルスに囲まれて暮らしていても病気にならないのは、免疫が外敵と闘ってくれるおかげ。はしかなどの伝染病に二度はかからないのも、B細胞が情報を記憶し、次の侵入ではすばやく抗体をつくってやっつけてくれるから。若い人にガンの発症が少ないのも免疫がガン細胞と闘ってくれているからなのです。

①異物（ウイルス・細菌）が体内に侵入して、感染症状があらわれる

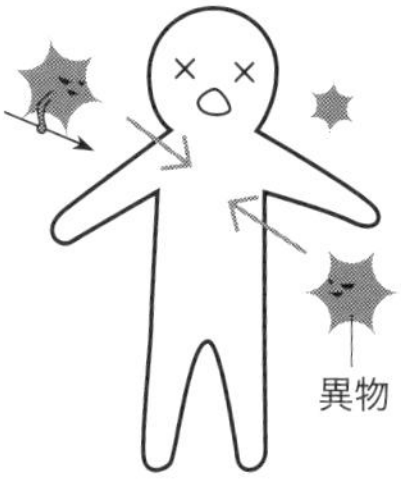

②体を守るために、抗体がつくられ、異物を攻撃、破壊する

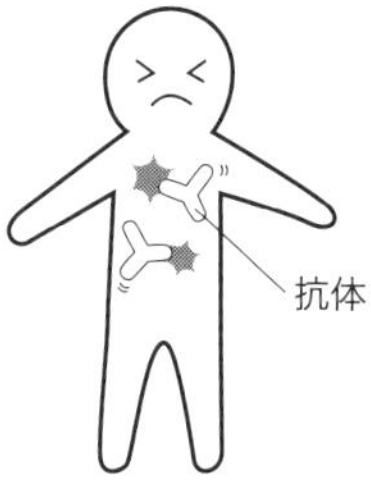

③感染情報は記憶され、再び侵入してきても、未然に防ぐことができる

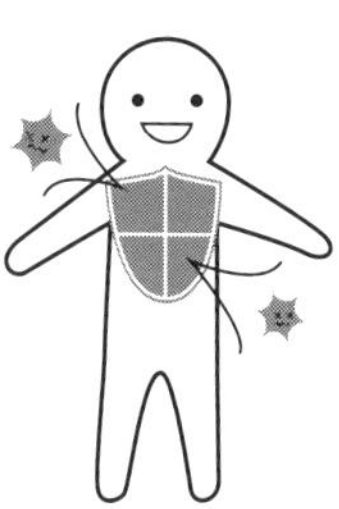

免疫細胞の武器

ピストルの弾は抗体

免疫のシステムを担うのは、免疫細胞です。実際にはどうやって外敵と闘うのでしょう。免疫細胞は一般的には「白血球」と呼ばれています。白血球はマクロファージ、顆粒球、リンパ球の３つに分類されます。

マクロファージは大きな敵や老廃物を、顆粒球は細菌や細菌の死骸を食べてくれます。そういった外敵を食べたマクロファージや顆粒球は、内部に活性酸素を発生させ、外敵を殺菌する役割を持っています。いわば、この活性酸素は武器といえます。

リンパ球には抗体を作るＢ細胞、指令・監視・攻撃をするＴ細胞、おもにガン細胞を破壊するＮＫ細胞の３つがあります。

たとえば、外敵に対する闘いにはピストルと弾が必要です。リンパ球は敵の種類に応じた弾を持っています。体を守る強力なピストルの弾、それはＢ細胞がつくりだす抗体です。侵入してきた細菌やウイルスに向かってＢ細胞は抗体をとばすことで、それら外敵を殺す役割を担っています。

また、マクロファージや顆粒球が発生させる活性酸素は非常に攻撃力が強いため、外敵をやっつけるにはよいのですが、余った活性酸素は自分の細胞をも傷つけることがあります。その結果、体内で病気をつくり出してしまいます。

つまり、活性酸素は味方でありながら、敵にもなる二面性を持っているのです。

武器となって戦ってくれる活性酸素によって逆に傷つけられないように、余った活性酸素そのものを分解する必要があります。そのためにマクロファージや顆粒球が持つ「SOD」や「カタラーゼ」といった抗酸化酵素が活性酸素を消す作業に入るのです。

こうして余分な活性酸素を除去することにより、健康な体が維持されているのです。

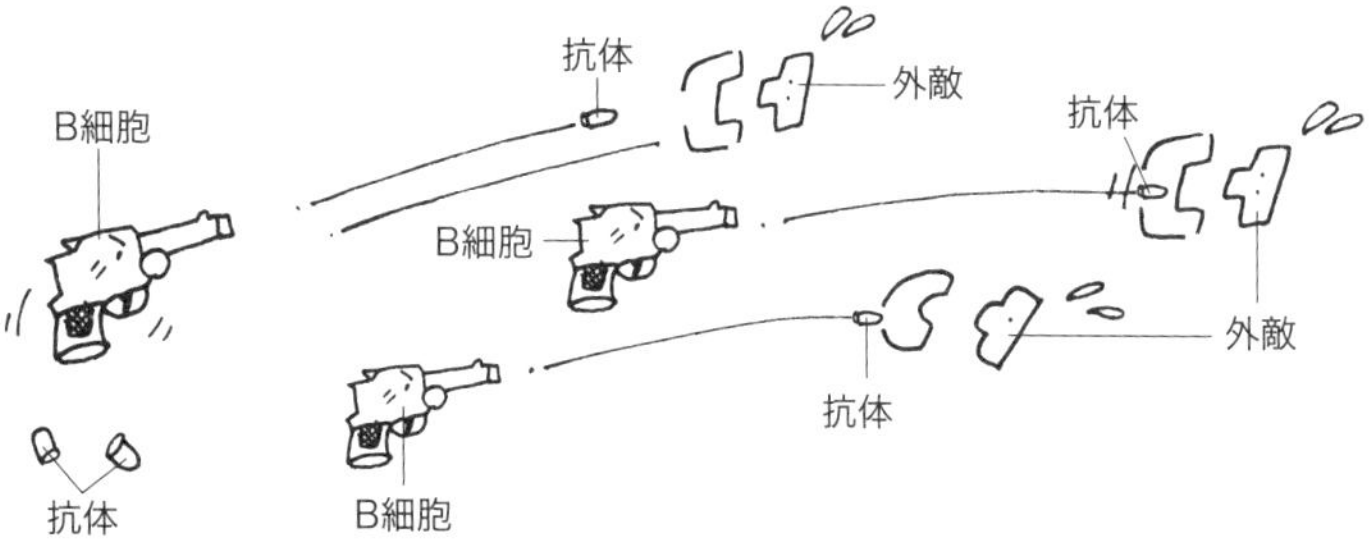

自己免疫疾患ってどんな病気があるの？

――前向きな考え方は、免疫を正常に戻す最良策

免疫には、自己の体の組織と侵入してくる外敵とを見分ける能力があります。この識別能力は皮膚・心臓・胃・骨などが別々のものではなく「自分」としての個体として調和させるようにも働きます。ところが、原因は不明ですが、自分の組織を認識できずに外敵とみなして、つまり敵でもないのに、敵だと認識してしまい、抗体を撃ってしまうことがあります。自分の正常な細胞や組織を間違えて攻撃し、やっつけてしまうわけです。この攻撃によって、さまざまな症状が引き起こされてしまうのです。これを「自己免疫疾患」と呼びます。

自己免疫疾患には、さまざまな名前の病気が含まれます。たとえば、アトピー、膠原病、喘息、円形脱毛症、花粉症、メニエール症候群、リウマチ……あとは医師が診て原因不明といわれる症状の多くは、自己免疫疾患と考えられているのです。

自己免疫疾患症状が生じる原因のひとつが、大きなストレスだと考えら

れています。大きなストレスでわかりやすいのは、身内の方が急に亡くなられたような深い悲しみのようなストレスです。ですから、老若男女、いつこのようなストレスがかかり、自己免疫疾患の症状が生じるかは全くわからないのです。

自己免疫疾患の症状を自覚できた場合は、医師の診察を受け、しっかり処方される薬を服用してください。不快な症状を我慢するなんてことは、ストレスにつながり、ますます症状を悪くしてしまうと、私は考えています。

あとは、ストレスがかからないような生活パターンを考えてみるとか、ストレス＝後ろ向きの正反対である前向きな考え方をして、免疫を正常な働きに持っていってあげましょう。周りの方は、自己免疫疾患の患者さんに対して、気持ちが元気に、前向きになるような言葉を投げかけてあげましょう。決して患者さんが後ろ向きになってしまうような言葉は投げかけないでくださいね。たとえば、「かわいそうね」「つらそうね」……という言葉です。

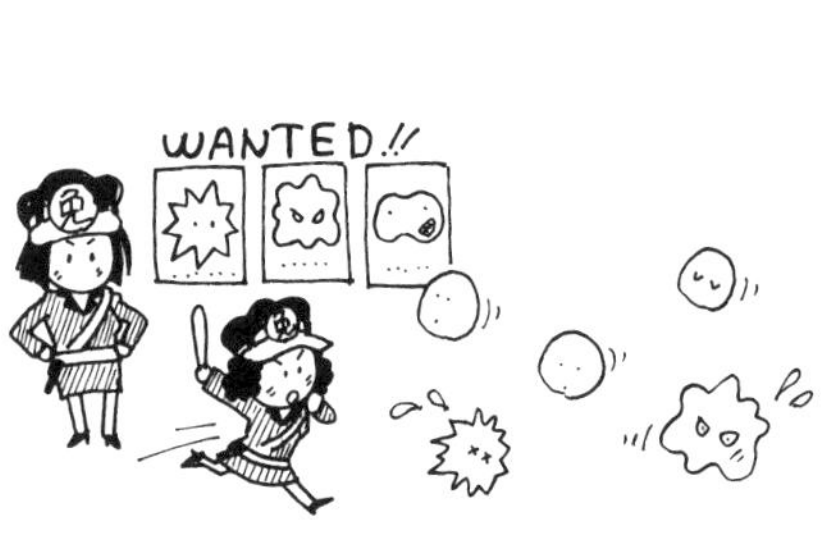

免疫力を下げるという治療法もある

我慢は大きなストレス。対症療法の薬をうまく利用して

前項で、ストレスをためないように、と書きましたが、ストレスといっても、小さなものから大きなものまで、じつにさまざま。職場での人間関係など長期間にわたるストレス、働き過ぎなどにより、免疫が暴走してしまうことがあります。医師が原因不明とする病気のほとんどが、自己免疫疾患、あるいは免疫異常からおこるといっていいくらいです。

では、こうした免疫疾患には、どんな治療法があるのでしょうか。ひとつは、薬による対症療法です。原因がわかっていないので、そのときそのときの症状を軽減させ、痛みを我慢するというストレスを一時的に解消してくれます。ただし、痛みの原因そのものはなくならないのです。

もうひとつの治療法に、免疫力自体を下げることで、自分の組織をやっつける力を弱め、症状を出しにくくするという方法があります。これはリスクも伴います。免疫力が下がることで、本来の敵である細菌やウイルスに対する抵抗力まで下がってしまうのです。そのため、風邪を引きやすく

治りにくくなったり、病気になると重くなりやすかったりします。

今のところ、痛みの原因を取り除く薬、つまり免疫力を上げて、健康にしてくれる薬は存在しません。薬には、症状を抑えることしかできないのです。根本的には、やはり免疫力を高める生活を送るしかないのです。

心の疲れが自律神経にくる

緊張が続く生活を見直そう

人間の体の調整系統には3種類あることをすでにお話ししましたね。そう、自律神経系、免疫系、内分泌系の3つで、これらがお互いに連携し合って、私たちの体を調整してくれているのです。

自律神経というのは、心臓や肺などの内臓や血管など、体の内部をコントロールする神経です。この神経は名前のとおり、独立して機能していきます。ですから、私たちが何も意識しなくても心臓は動いていてくれますし、「消化しなきゃ」などと思わなくても、胃腸はせっせと動いてくれるわけです。

自律神経には2種類あります。ひとつは、緊張したときに優位になる交感神経で、もうひとつは、リラックスしているときに優位になる副交感神経です。緊張とリラックスという、まったく正反対の働きをしているわけですね。この2つはお互いにバランスをとりながら、体の調子を整えています。

私たちの意識とは無関係にとはいうものの、自律神経は脳がコントロールしていますから、ストレスの影響を受けやすくなっています。イライラ、ドキドキ、クヨクヨといった感情が起こると同時に、交感神経が働いて胃やおなかが痛くなったりするのです。

疲れすぎたり、対人関係でいつまでも悩んだり、夫婦ゲンカの怒りがおさまらずにずっと続いたり、睡眠不足や不安が続いたりすると、このストレスの影響で、自律神経も失調してしまいます。交感神経が緊張して働き続け、副交感神経の働きが鈍ります。2つの神経のバランスがくずれてしまうと、免疫系にも悪影響をおよぼします。その結果、胃潰瘍、偏頭痛、吐き気、腰痛、神経症、不眠症など、さまざまな症状が出てきます。

また、交感神経が緊張を続けると、白血球のなかの顆粒球が増えます。

顆粒球というのは、細菌などを捕食してくれていますが、ふえすぎると、また困りものなのです。異物を捕食したあと、組織の粘膜にくっついて活性酸素を出して死んでしまうので、活性酸素が大量になると組織を壊してしまうのです。ガンの原因にもなりかねません。

病気にならないようにするには、自律神経のバランスが大切なのです。ストレスによって交感神経が優位であり続けないよう、リラックスして副交感神経が働くようにすることがたいせつです。

ホルモンバランスがくずれると体内環境が乱れる

ホルモンの分泌は体のコントローラー

内分泌系はホルモン系ともいわれ、自律神経系、免疫系とともに、私たちの体を調整してくれています。主にホルモンをつくったり分泌させたりして、体の機能を整えているのです。

ホルモンは、液状の化学物質。体内環境を整える役割をしています。神経系がすばやく反応するのに比べ、ホルモンは内分泌腺から分泌され、ゆっくりと時間をかけて体内環境を整えていきます。

ホルモンは血液に混じって体じゅうをめぐります。必要に応じて分泌され、血液中の濃度がいつも一定になるようになっています。ごく少量で作用しますが、分泌量が多すぎても少なすぎても、体内環境が乱れてしまいます。そのため、「フィードバック機能」が働いて、ホルモンの分泌を調節するのです。

女性ホルモン、男性ホルモン、成長ホルモンというのは、よく聞く言葉ですね。インシュリン、テストステロンというのもホルモンの名前です。ホルモンの語源は、ギリシャ語で「刺激するもの」という意味。名前のとおり、いろいろな臓器や器官に働きかけるのですが、ひとつのホルモンはひとつの仕事だけを請け負っています。ひとつのホルモンに対して反応するのは、そのホルモンに対応する「レセプター」という受け入れ用器官を持っている細胞だけ。血液に混じってホルモンが全身をめぐっても、全部の組織が反応することはありませんから、うまく体内環境が保たれているのです。

ホルモンの分泌が多すぎたり少なすぎたり乱れてくると、体内環境は乱れてきます。

たとえば女性の体を女性らしくしたり、生理の周期を調整しているのは、女性ホルモンです。脳は、しかるべきときにホルモンの分泌を減らしていきます。女性ホルモンの分泌が少ないと生理が止まってしまいます。

また、基礎代謝の調整をしている甲状腺ホルモンが多すぎると、脈が速くなったり、どっと汗が出てきたりします。

心が疲れるとホルモンバランスが乱れる

自律神経とホルモン、バランスが大事

体内で、自律神経とホルモンは深く連携して働いています。私たちの体は、ストレスを感じたとき、脳にある視床下部という部分から、「ストレスに対抗すべし！」という指令が出る仕組みになっています。その指令を受け取った副腎では、体のストレス反応の調節をするホルモンを何種類か分泌します。

そのひとつが、アドレナリン。血糖値を上げたり、呼吸数を増やしたりして、体を「ストレス対抗」状態にします。これと並行して、自律神経のほうでは、体を緊張させる交感神経を優位にして、血圧を上げたり心拍数を増やしたりするのです。

ストレスが体に悪いわけは、こうした緊張が続くと、体への負担が大きく、体調もくずしてしまうからです。ストレスを受けたときに副腎で分泌されるホルモンには、ビタミンCを大量に消費してしまうものがあります。そのためビタミンCの不足を招いて、風邪を引きやすくなったりします。

ストレスに立ち向かうためには、ふだんからビタミンCを多く摂っておくことも大切です。

このように、自律神経とホルモンとは、どちらが乱れても困りもの。ストレス過多で自律神経が失調すると、ホルモンもバランスがくずれがちになってしまいます。逆に、ホルモンバランスがくずれると、自律神経も失調しがちで、倦怠感や頭痛、めまいといった症状に悩まされることになります。

免疫力をアップさせて快適生活を

細胞が喜ぶ食と、前向きな生き方がたいせつ

　ここまで読んでいただいた方はもうおわかりでしょうが、健康で快適な生活の基本、免疫力アップには、「細胞が喜ぶ食」と「前向きに考え生きる」が大切です。

　人間、オギャーと産まれて最初にすることは、オッパイを吸うこと、食べることです。そして死が近づくときにまずやめるのも食べることです。当たり前のことですが、それだけ「食」は生きていくうえで大切なのです。だからこそ、人は毎日毎日、三度三度、食を摂るのです。

　ただし、よりよく生きていくことを願うのなら、免疫力アップに結びつく食、つまり口から入ってくる食が、体全体を、細胞全てを「食が来た！」と喜ばせるものになっているのかどうか、しっかりチェックしてみましょう。

　どうせ食べるなら、単なる成分＝物質の寄せ集めなのか、食の素材まるごとなのかを判断して、正しく「食」を選んでみましょう。細胞全てが喜

ぶときに、あなたの免疫力は確実にアップしているはずです。

　このような「食」を選んで口にして、免疫力アップにもうひとつ大切なものがあります。それは「前向きに考え生きる」ことです。

　せっかく生きているなら、明るく笑って、楽しくポジティブな生き方をしてみませんか？　そんな生き方をすれば免疫力はアップするのです。その逆の生き方は、後ろ向きな考え方です。周りにいらしゃいませんか？　いつもいつも愚痴ばっかりいっている人、後悔ばかりしている人、反省ばかりしている人……毎日毎日、病気よ早く来て！　といっているようなものなのですよ。笑いを日常に取り入れてみる、ほら、若いころの、箸が転んでも笑ってしまうという感覚です。

　クヨクヨしていないで、前向きに考えるように努力すれば、免疫力はどんどんアップするのです。

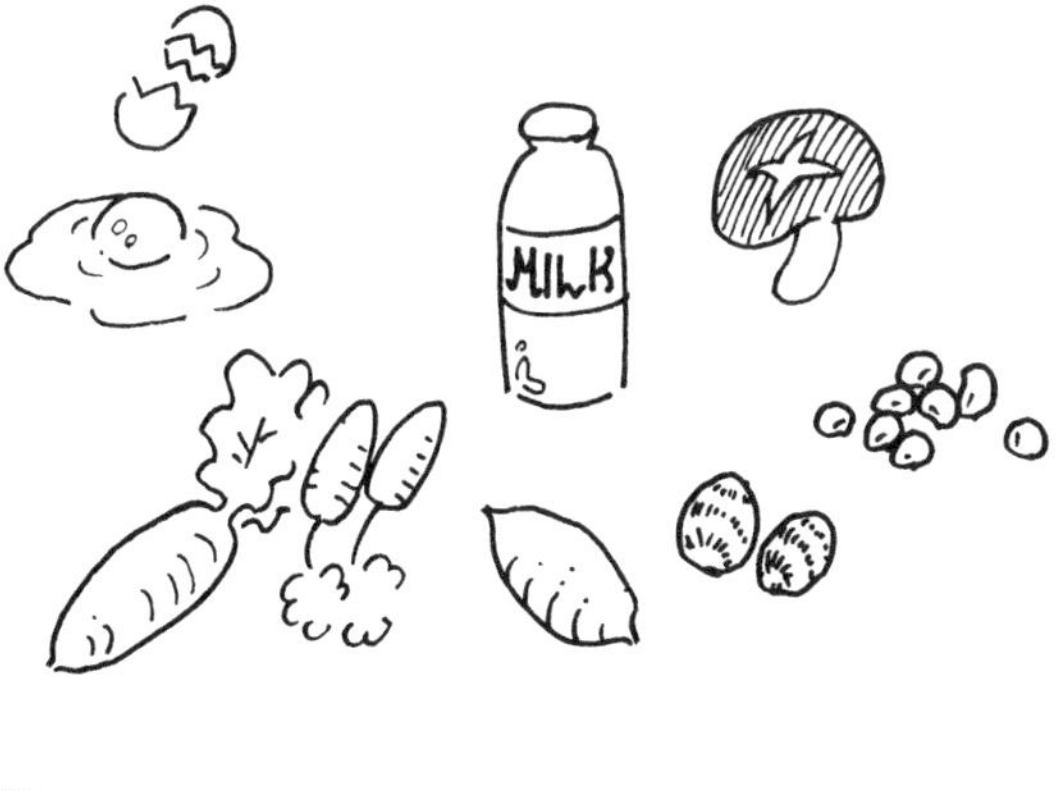

博士のひとことタイム 5

「さかな」と「かまぼこ」の違い

大手のかまぼこ工場では、かまぼこの原料として、水産会社から購入する「冷凍すり身」を使用するのが一般的です。「すり身」はどのようにして生産するのでしょうか。

まず魚を３枚におろし、ミンチ状にして真水で洗う作業を繰り返します。この工程でエキスもうまみ成分も栄養成分のほとんどが、水に溶け出してしまいます。あとに残った塩にだけ溶ける（真水には溶けない）たんぱく質そのものがかまぼこの原料、いわゆる「すり身」です。

そこに調味料を加えて味を調え、蒸すとかまぼこ。ゆでるとはんぺん。揚げればさつまあげ、といった具合です。

これを口にしたとき、体は、細胞はどう思うでしょう？

「魚が入ってきた！」「食が入ってきた！」という喜びは感じないはずです。なぜならこれはまるごとの魚ではなく、成分＝物質の寄せ集めなのだから。

食の素材から抽出した成分だけ、また、それらを組み合わせたものを原料にした一般の健康食品は、これと同じこと。

食したときに、体が、細胞が喜ぶものが、本物の食といえるのです。

エピローグ

アンチエイジングから
ポジティブエイジングへ

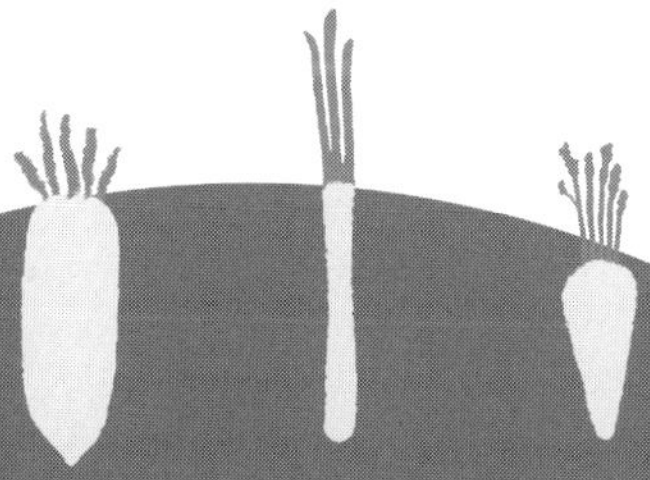

免疫力が高い人は、見た目も若い人です。そうなるには、自分の体をつくっている細胞までもが喜ぶような食事と、前向きな気持ちがポイントです。

さいごに

「ガクン」は本当は悪いやつじゃない

本書ではガクンを退治する方法を説いていますが、誤解しないでください。ガクンは誰にでもやってきます。それにどう立ち向かうかがたいせつです。ガクンは自然の摂理なのです。長年連れそってきた体の見直し時期と考えてください。「加齢」と「老化」は違います。加齢は生まれてから死ぬまでに時間のすぎていくこと。老化は加齢につれて、体の機能が低下していくことをいいます。これは、遺伝的要素や生活・環境要因が絡みあって、そのスピードは人それぞれ。

ならば、老いることを素直に受け入れ、ガクン防止の知識を最大限に活用して、健康と若々しさを少しでも保つことにチャレンジしてみませんか？　ガクンがきたときに、「気づいてよかった」「早めに対処しよう」「老いを楽しもう」そんな前向きな姿勢で、「まだ来なくていいよ」とやさしく言い聞かせましょう。

本当はガクンってそんなに悪いやつじゃないんですよ。

若く見えることがしあわせじゃない

アンチエイジング（加齢に抗う）という言葉が巷にあふれています。化粧品から健康食品、ファッションまで。平均寿命が延びつつある現代、年を重ねてもいつまでも元気で若々しくありたいというのは無理もないことでしょう。

でも、あえていいたいのです。若く見えることだけをしあわせだと思っていたら、大きな落とし穴がありますよ、と。

女性には、その年代年代の美しさと魅力があります。花にたとえるなら、つぼみの美しさ、開きかけた美しさ、盛りの美しさ、花びらをこぼしつつ残り香を放つ美しさ……。

シミやしわ、たるみ、目尻や口角の下がりなどを恐れて暮らすだけの、人生はつまらないのです。「しわはふえたけど、笑顔のすてきな50代になろう！」と、前向きにその年代の美しさをめざす女性こそしあわせだと私は思います。

私が最後に伝えたいこと

若く見えるいちばんわかりやすい基準は、肌のハリとツヤにあるように思います。学生時代は、肌のハリとツヤは当たり前だと思っていたことでしょう。社会人となって2、3年経つころから、若さをどう維持するかを意識することによって、その後のガクンのスピードは大きく変わります。

本書ではたくさんのことを述べてきましたが、エイジングの決め手となるのは、ガクンによって減少していくものをいかに知り、そしていかに補うかです。何よりおいしいものをバランスよく食べて、よく笑ってくださ い。

ポジティブ思考で明るくイキイキとしている人は体も若々しくて生命力があります。老化に抗うあまりの厚化粧は美しいとはいえません。

「〇〇代になったら、こんな私でいたい」――。未来のステキな自分像を描き、ポジティブに、ステキな年の重ね方をその手でつかみとってください！

博士のひとことタイム ❻

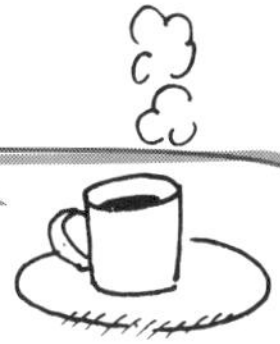

季節の食べものは「クスリ」になる

昔は、夏にならないとスイカは食べられませんでした。今は、促成栽培や輸入などにより、一年中何でも食べものが手に入る時代です。季節の「旬」というものが感じにくいといえます。

また、「あの人は今が旬だ」という言い方もあるように、食べものの旬とは、人の体にとっていちばん滋養に満ち、おいしく食べられる状態のことをいいます。

昔の人はこの旬の食材をクスリのように扱っていました。キュウリ、ウリ、スイカなど、夏の食べものは水分が多く、ほてった体を冷やしてくれます。レンコンやイモ、マグロなど冬に旬を迎えるものは冷えた体を温めてくれます。まさに、いのちをいただいて人は生きているのです。

旬などおかまいなしの現代の食のあり方は、けっして体にいいとはいえません。さまざまな病気がうまれるのも、こうした季節と遠ざかったのが原因です。

本物の元気と若さを取り戻すには、気候風土に合ったものを。

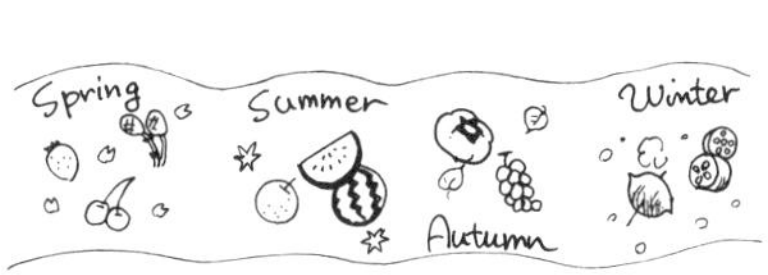

〘参考文献〙

『やさしい医食同源』石原結實／宝島社
『スッキリ朝とゆったり夜』金子由紀子／ＰＨＰ研究所
『ストレスで、あなたの骨がゆがんでいます！』山口純子／ダイヤモンド社
『「体を温める」と病気は必ず治る』石原結實／三笠書房
『がん、うつ病から家族を救う愛の療法』宗像恒次／主婦と生活社
『あなたも治る冷え性、便秘、生理痛』高橋順子／長岡書店
『笑いが心と体を強くする　笑顔がクスリ』昇幹夫／保健同人社
『免疫力を鍛えるスーパー食事法』星野泰三／講談社
『育つ・学ぶ・癒す脳図鑑21』小泉英明／工作舎
『からだの毒消し生活術』大森隆史／サンマーク出版
『真実のガン治しの秘策』鶴見隆史／中央アート出版社
『免疫力を高めて病気を治す』星野泰三／日東書院
『免疫力を高める生活』西原克成／サンマーク出版
『睡眠不足は危険がいっぱい』スタンレー・コレン／文藝春秋
『長生きダイエット』風本真吾／サンマーク出版
『体の老廃物・素素を出すと病気は必ず治る』石原結實／三笠書房
『うっとりするからだ』寺門琢己／サンマーク出版
『めざめるからだ』森谷博之／サンマーク出版
『石原式毒出しダイエット』石原結實／海竜社
『“体の冷え”を取るとなぜ病気が治るのか』石原結實／三笠書房